こころ上手に生きる

——病むこと みとること 人の生から学ぶこと

日野原重明

講談社+α文庫

はじめに

世の中には、からだもまたは心も、まったくすこやかであるという人は少なく、多くの方が生きるうえでの問題をもっている。病《や》むことは、ドイツの哲学者ニーチェがいったように、人間の属性ともいえる、人間として避けがたいものである。

病む人にどう言葉をかければよいか、どんなお見舞いをしてよいかを、私は、半世紀を越える内科医としての経験から悟った。

私が支えることのできない支えを、私の好きな信仰者の祈りから紹介した。

私は、毎日のように、病む人から手紙をいただく。病む人の心が、私に伝わり、私は病む心に応《こた》える術《すべ》を、むしろその方々から教えられることが多かった。

愛するものを失った方々に、私はどういう言葉を贈れたのか、私はこのまとめられた自分の本を見て、そうつくづく思う。

人にはすべて、はじめがあったように終わりがある。その終わりに有終《ゆうしゅう》の美《び》をそえることが、病《やまい》にかち得ない医師のできる最善のことだと思う。

私は、人々の病につれそって、いまではこう思う。

病むことは、本当に生きることだと。

これらの原稿のまとめに協力された秘書の岸野めぐみさんと佐藤玖子さん、日本基督教団出版局「信徒の友」「こころの友」編集部のみなさんに、心から感謝する。

日野《ひの》原重明《はらしげあき》

◉目次

第二章　こころ上手な癒し方

第三章　こころは生まれ変われる

第四章 私が人の死から学んだこと

第五章　病院へ行くとき、見舞うとき

こころ上手に生きる

——病むこと　みとること　人の生から学ぶこと

第一章　人は病むことで成長する

人間は病む生きもの

人間は、生涯のどこかで病《や》むものである。自分はいままで、病気らしい病気は、一度もしたことがないという年配者に、ときに出会う。そのように心ひそかに健康を誇《ほこ》る人でも、生涯《しょうがい》の最後には必ず病むときがくる。

純粋な意味で老衰《ろうすい》で死ぬとか、自然死をするということはまずない。ただ非常に高齢の方では、死ぬ場合に、病気があっても、あまり苦しまずにすむことはある。

さて、人間は健康なときには、健康の喜びがわからないものである。平素《へいそ》非常に食欲があり、疲労感を感じたことがないという人でも、健康感をからだいっぱいに感じているという人は少ない。

しかし、いったん病気になって痛みや嘔《は》き気《け》を感じ、あるいは高熱が出るとなると、はじめて、自分を周囲の人々と比べてみて不幸に感じ、病気から抜けでる日を待ち望む。病状が日に日に軽くなっていくと、そのときには、とり返される健康のすばらしさが、からだいっぱいに感じられるのである。

ニーチェは、人間は病む生きものであるといっているが、人間は動物と違って、病むときに、自分の姿を内に顧《かえり》み、もしその病《やまい》が死に至るといった深刻さが感じられると、平常内省《ないせい》することが皆無《かいむ》だった人でも、いのちについて考え、また自己を内から見ようとする。

その意味で、病むことは、人間が、単なる生きものとしてではなく、人間らしい自己認識を抱《いだ》かせる契機《けいき》をもたらすものである。

病むということは、つらいことだったり、自分を不利にさせることであったりするが、人は病むことにより、心の感性が高められる。病人は夜のしじまに、時の刻《きざ》みを耳鳴りのように感じ、朝《あした》を待つ心が切《せつ》である。

人は、自分の頭が痛む、お腹が痛むといっても、いちばん悩み苦しむのは病む人の心である。だから病んだ経験をもつ人は、それをもたない人よりも、病む人の痛みが、病む人の心とともに感知できるのである。

患者を診察する医師は、患者の自覚症を問診《もんしん》するが、これは患者の病名を診断し、病気の経過を知るためのものである。しかし患者はこの訴えの中に自己の病む姿すなわち病む心を医師に知ってほしいと願う。だが、患者の痛みはその人の主観であって、同じ疾患《しっかん》による痛みでも感じ方は患者により万人万様である。

医師は、診察や検査により患者から客観的な所見をとらえようとする。つまり異常な臓器の病変を探しだす。それを疾患（ディジーズ）と呼ぶ。その疾患の名が診断名となる。

しかし、人が病むのは主観的なものであり、先に述べた病む心、すなわち病気である。患者を看《み》とるとは、一つには疾患であり、一つには病気である。そして病気への看とりは医学や看護の進歩のわりにお粗末《そまつ》だといいたい。

病んで悩んで、いまの私がある

私は十歳のときに急性腎炎《じんえん》にかかり、小学校の授業を三ヵ月休んだ。神戸の諏訪山《すわやま》小学校の四年生のときである。親切な家庭医の安永謙逸先生の往診《おうしん》を受け、私は家で養生《ようじょう》した。一年間は運動は禁止といわれたとき、涙が目にたまったのを記憶している。

母は、運動のできなくなった私のために、何をさせようかと案じた。そのころ——一九二一年のことだが——男の子がピアノを習うということは奇抜《きばつ》な発想だったが、母は私をアメリカ人の宣教師、オクスフォード夫人の宅に連れていき、運動禁止の代償《だいしょう》に、私にピアノを習わせるよう交渉してくれた。一年後にはピアノが少しひけるようになったが、運動場で駆けることも許された。

京都大学医学部一年の課程を終えた春休みに、琵琶湖畔《びわこはん》の奥牧野スキー場に夜行の船で出かけた。ところが、そこで発熱し、翌日一人で引き揚げた。当時、父は広島女学院の院長で、家が広島市にあったので、そこに帰省した。翌日、家庭医の往診により結核性胸膜炎《けっかくせいきょうまくえん》で左の肋膜腔《ろくまくくう》に水がたまっていることがわかり、すぐ一・五リットルのネバネバした液を穿刺《せんし》して採《と》ってもらった。

これは結核性で、その後三十八度前後の熱が約半年続いた。休学届を親は出すようにいったが、それに抗《こう》して学期末の試験だけは受けて留年せずにすませようという強い意地で、毎日熱の下がるのを待った。結局は一年の休学となったが、八ヵ月間の療養後にやっと部屋の中を歩けるようになったので、私はときどきピアノをひいた。

私は、弱くなった自分のからだは、医師として不適であると思い、また誰よりも早く医学者になろうと思っていた矢先にそれがまったく挫《くじ》けてしまった。そして、なんて自分は不幸な人間だろうと、自分を憐《あわ》れんだ。

高熱の続いたむし暑い梅雨期に、寝たきりで、しかも昼夜四時間ごとの温《おん》湿布《しっぷ》で包まれた私のからだと心は、ただ負《ふ》（ネガティブ）の世界にばかり顔を向け、ただ悩んでいた。転向して医学以外のことをやりたいと両親に申し出たが、それがかなえられず、一年後にやっと復学することを決めた。

病んだときは、誰しも自分はいちばん不幸だと思う。小学生のときも、大学生のときも。そして、その悩みに耐《た》える意味は何かといったことは、悩んでいるときはわからなかった。

だが、医師になり、若い青年や年輩の病人の診療を行うようになった。病人を病床《びょうしょう》に訪《おとず》れるとき、私には病人のからだのことのほかに、心の悩みがわかり、それに耳を傾け、肩に手をあて慰《なぐさ》めることができた。これは、自分が病むことによって得た賜《たまわ》りものである。いまにして神の心がわかる。

「健康でなければよく生きられない」は幻想

いままで元気にしていた家族の誰かが病《や》みつくと、一家のムードは急に変わる。そのときになってはじめて、健康が、当人にはもちろん、家族一同の幸福のもとだということに気づく。だが病《やまい》は、家族の誰にも、いろいろの大切なことがらを教える。からだをもっと大切にしよう、病む人の心とからだを大切に看《み》とろうなどという思いをもつ。

ここで私たちがしなければならないことは、病気になる、病弱になることは、すべてがマイナスのことだという考えに沈《しず》んでしまわないことである。よく考えなおして、もう一度、自分と周囲とを見なおすことが大切である。

カール・ヒルティという思想家は、一九〇一年に、眠られぬ夜をもなお

「神の賜《たまわ》りもの」とみなすのがつねに正しい態度だと考えて、不眠症の人のために、「眠られぬ夜のために」と題して、毎晩読むための半ページの日記のような短文を、一年の日付をつけて書いている。

その三月四日付に、次の一文がある。

「病弱はすこしもよいことを行う妨《さまた》げとはならない。これまで最も偉大な仕事をなしとげたのは、むしろ病弱者であった。それに、完全な健康をもっていると、必ずとはいわないが、精神的感受性の繊細《せんさい》を欠くようになることが実際少なくない。あなたが健康に恵まれているなら、神に感謝しなさい。しかし健康でなくても、そのことにできるだけ心を労せず、また妨げられないようにしなさい。単に『健康を守るためにのみ生きる』という考え方は、教養ある人にふさわしくないものだと思うがよい」

最近は、人間ドックだとか、健康食、自然食などが流行し、世の中が健康づいていることはいいことだが、われわれが完全に健康でなければよく生きることはできない、立派なことはできない、と考えてしまうことは危険である。

ヒルティは、よく生きるためには、何よりもまず健康でなければならぬと思いこむのは、警戒すべきだといっている。ヒルティは「現代では肉体の健康のことをあまりにも気にしすぎる」といっている。

病むことにより、精神的感受性が高くなるということは、心をもつことを特性とする人間が、成長することである。人間の感性が高くなるということは、知性が高くなること以上に、人間形成に必要である。聖書にある「心の貧しきもの」とは、神の言葉に感性が高く、人間的鎧《よろい》を身につけない人のことだと思う。

感性が高いということは、一つは生まれつきの資質であろう。しかし、この感性は、家庭の中や、社会の中での人との交《まじ》わりの中に、だんだんとみがかれていくわけである。

人は病むことにより、いままでよく知らなかった自己がわかり、他人の悩む問題が理解でき、思いやりの心が養《やしな》われる。病もまた益である。

「いのち」がわかった

自分が病気をする、また家族や親しい友人が病気をするとき、人ははじめて健康のありがたみを知る。しかし、それだけではまだ健康の真価《しんか》がわかっていない。自分がかなり重い病気にかかって不自由や、つらさ、痛みを感じること、つまり病気を体験してはじめて健康であったときの自己の幸福を再認識するのである。

病気にかかったことのない人が、病気の友人を病床《びょうしょう》に訪ねても、それが患者にとってありがたい見舞いとならないことがある。それは、見舞う人が、患者の痛みや苦しみ、悲しみを一〇〇パーセント理解できないためである。

前にも書いたが、私は二十歳で京都大学医学部の専門課程一年を終えた後、結核性胸膜炎《けっかくせいきょうまくえん》にかかって、一年間休学した。約半年は高熱が続き、便所に行くことも禁じられた。半年目に、ベッドから下りて床の上に立ったとき、体重で膝《ひざ》ががくんと屈したのをいまも覚えている。若いはずなのに、しっかり立つことさえできず、数歩歩くと足の裏が痛くなった。

毎日のように、朝になると、今日は熱が下がればと願い、夜になると、それがかなえられなかったことに対してがっかりする。このようにして、眠れぬ長い夜が半年も続いたのであった。何も悪いことをしたと思わないのに、なぜこの自分がこんな目に遭《あ》わされるのかと、悲運をただただ嘆《なげ》いていたのであった。

この経験は、後に内科医師となった私には非常にプラスであった。入院患者を回診《かいしん》していて、慢性の病気で臥《ふ》している若い学生を病床に見舞う。彼の肩に手をあてて、私は心から励《はげ》ましの言葉を与えることができるいまである。これは、若い日に私が一年間も臥床《がしょう》した経験があってこそはじめて可能なのである。

私は長い臨床医《りんしょうい》としての生活の中で、一九八六年夏、短期間であったが、はじめて自ら病《や》み、自らの病院に入院して、教えてきた医師やナースのケアを受けた。

自分が病気になってはじめて、頭痛で眠られぬ夜の長さをしみじみつらく感じた。食欲がないということがこんなに苦しいかということがよくわかった。この食欲喪失《そうしつ》は、消化剤を二倍にしたくらいではどうしようもないということも。患者になってはじめて患者の心がわかった。そして、もっと患者のために細かく配慮《はいりょ》しようと決心した。

夏目漱石《なつめそうせき》は伊豆で胃潰瘍《いかいよう》にかかって大吐血《だいとけつ》し、やっと死を免《まぬか》れたが、そのときの献身的《けんしんてき》なナースの労に彼は心から感謝し、「余《よ》は病いによみ返った。願わくは善良な人間になりたい」と告白している。

彼は、病んではじめていのちがわかったというのである。夏目漱石の小説のいくつかは読んだという人で、彼の「思い出す事など」は読んだことがないという方は、ぜひ読んでほしい。

「よいケア」ができる人

病人を看《み》とるという古い言葉がある。これは、看護職の専門家、ナースのあいだで用いられている言葉である。一般の人にも「病人をみとる」という表現は理解されているが、「看とる」と書くと、あるいは、これを「みとる」と読めない方があると思う。『広辞苑《こうじえん》』では、「看」は、㈠見ること、㈡見守ること、みとること、とある。

病人を看とる、すなわち看護するということは、専門職以外の一般人にでもできることであるが、これを言い方をかえて表現すると、英語では「ペイシェント（患者）をケアする」といい、日本語では、「患者をケアする」という。ケアは、和訳では、「世話」するということになる。

看護の専門家であるナースは、専門的知識と専門的技術と、いとおしむ心と態度で患者を世話するということを、ケアという専門語で表現する。日常会話でのケアは、「世話する」とか、「めんどうをみる」とか、「配慮《はいりょ》した処置をする」とかの意味である。

人と別れるときに、日本語では、「お大事に」とか「気をつけて」というが、英語では、「テイク・グッド・ケア・オブ・ユアセルフ」という。英語の「ケア」は、日本語の「気をつけて」と同じく、会話の語として広く用いられている。専門家が使う「ケア」は、その内容や技術はずっと高度であり、ナースの実力のレベルの差は、ケアの行動のレベルの差として出てくる。

しかし、一般の人、またはレイパーソン（素人《しろうと》）でも、真心をもった配慮と愛とをもった心のあらわれとしての手の技《わざ》と態度で病人を世話する場合は、科学的なレベルは別としても、それは「よい看とり」「よいケア」といって差《さ》し支《つか》えないと思う。

「看とり」の「看」には、科学的（医学的、心理的、社会的）に患者を観察し、理解をすると同時に、患者のニーズ（患者側がそうしてほしいと要望することがら——それは、肉体的問題や心理的、社会的問題であったりする。また、信仰的な、霊的《れいてき》な問題であったりもする）を満足させる方向での配慮ある処置や言動が意味されている。

したがって、ナースでも一般人でも患者を看とるというときには、それぞれの立場によってその内容には違いがあるが、患者のニーズを見きわめて、配慮ある行動をとるという態度には共通のものがある。

患者へのひたむきな思いは、患者の家族の方のほうが専門職より上だと思うが、専門職も家族の思いに近づくとともに、一般の人も、看護に関してのある程度の知識と技術をもち、病人のためによりよい看とりをしてほしいと思う。

からだの異常を感じる場合、感じない場合

人間が病気にかかるとき、その人間は、すぐにからだのどこかに異常を感じる場合（A）と、何も感じない場合（B）とがある。

最初の場合（A）の例をあげると、かぜをひいた場合がこれに合致《がっち》する。ウイルスの感染《かんせん》があると、そのかぜウイルスの侵入を受けた人は、すぐにかぜの症状を示す。熱が出るとか、頭痛があるとか、のどが痛くなるとか、咳《せき》が出たりする。からだはだるくなり、いつものスタミナが出ない、などといった症状の中のいくつかが、かぜをひくとすぐあらわれる。

それに対して、（B）の場合は、からだの中のある臓器が病気にかかっていても、その臓器をもつ当人は、何の異常も感じないという例である。

その一つを紹介すると、アルコール性肝硬変《かんこうへん》という場合とか、無痛性の胆《たん》石症《せきしょう》がこれにあたる。

日本酒を毎日三合以上、またはウイスキーをダブルで三杯以上毎日飲みつづける人は、そのうちにアルコールによる脂肪肝《しぼうかん》や肝硬変を起こすことが少なくない。これがいよいよ進行すると、肝硬変を示すからだの所見、たとえば手のひらが赤色を呈《てい》するとか、胸の皮膚《ひふ》などに、毛細血管が拡張して血管性クモといわれるものが点在する。

そうなれば自覚症はなくても、肝硬変は末期的に進行してしまったことを示す。こうなってから手当てを受けても、病気は治《なお》るどころか進行の一途《いっと》をたどるほかはない。

（A）の場合は、自分は病気だというと、家人も医師も同様にそうだと思う。（B）の場合は、もし、定期的に人間ドック検査を受けると、医師はいますでに脂肪肝や肝硬変が発病しているから、アルコールを止《や》め、治療を受けるようにいうが、当人は何の自覚症もないので、自分は病気にかかっている実感をもたず、これまで通りに生活したり、宴会《えんかい》に出つづける。人間ドックでは胆嚢《たんのう》に石が発見されても、当人は痛みの発作《ほっさ》がいままでなかったので、胆石をもっていることは気づかず、健康だと思っているのである。

これらの例（B）は、からだは病《や》んでいるが、気持ちや心は病まないわけである。

病気には、病気にかかっていても、健康感をもつということがあることを知り、この間違った健康感に頼らず、念のために、定期的な検診を受けてタイミングのよい治療を受けることをおすすめする。四十歳前後の婦人が子宮《しきゅう》ガンの検診（細胞診）を受けると、自覚症がなくても早期の子宮ガンのあることが発見されることがある。これも、病感がなくても病気にかかっている好例である。

ところが、ここに第三の例（C）がある。

当人は、からだの調子が悪い、たしかに病気があるといって、心が病む。毎日の生活が不快でもあり、不安でもある。ところが、医師の診察を受けたり、人間ドックにまで入っても、一向にこれという異常が発見されない。

胃腸のレントゲン写真をとってもらっても、肝臓のはたらきを調べてもらっても、検尿《けんにょう》や検便を受けても、血液の貧血の有無《うむ》を調べてもらっても、何の証拠もあがらない。

そうすると、医師は、あなたにはこれというはっきりとした病気はないという。忙しい医師だと、どこも悪くはありませんよという。

そうなると、訴えをもつ患者の心はますます揺《ゆ》らぐ。自分は病気だといっているのに、先生は何でもない、という。家に帰って、その妻が主人に報告すると、主人は、おまえの病気は気のせいだという。こういわれると、訴えをもつ妻の心はいっそう揺らぎ、自分はたしかに病人なのに医師も主人も認めようとしない、といって悲しむ。

このような例は、じつに多い。この場合、医師が病気がないといい、主人も気のせいだと当人にいいきってしまっては、当人はますます悲しみ、孤独に陥《おちい》ってしまうのである。

訴えをもつ人というのは、からだと心の悩みをもつ立派な患者である。当人が具合が悪いといっているのは、何かの悪さが間違いなく存在するからである。これを、医師もまた家族もが無視するとなると、患者は浮かぶ瀬がなく、迷信《めいしん》や人にすすめられて神頼《かみだの》みのお参《まい》りをするといったことが起こる。その場合、医師はこういうべきだと思う。

「いま、私がいろいろ調べた結果で、あなたの訴えを説明できる病気は発見されなかった。どこか、からだの奥に検査では出てこない病気があるかもしれないから、一週間後にもう一度来診《らいしん》してください。経過をみましょう。しかし、一方、あなたの訴えはからだのどこかの臓器に欠陥《けっかん》が起こっているのでなく、何か精神的な原因があって、その反応としての症状であるかもしれないから、あなたの心の問題をゆっくり話しあいましょう」と。

このような例は、世の中には非常に多い。神経症（ノイローゼ）とか、心《しん》身症《しんしょう》の中には、このように、心が病んでからだが悪く感じられるという病気がある。

これは、医師が患者のために十分時間をとらないと解決しない問題である。医師との心の通じる会話なしには、このような患者の病気の解決はむずかしい。

自分を見つめ、人を思う

人間は、自分が病《や》む人、患者となった場合、いままで病む友人を見舞ったときにはわかっていると思っていたことが、実際にはよくわかっていなかったことに気づく。人から聞いたことと、自分が経験したことでは、痛みや苦しみ、悲しみなどの感じ方がこうも違う、ということがわかる。

このことは、教壇《きょうだん》から一方的に教えられる、知らされるという教訓的、講義的教育法よりも、当人に経験させて理解させるという経験的学習法のほうが、教育的効果があるという新しい教育学の理論を思いださせる。

人が求めて病気を体験するなどということは、考えられないことである。したがって病気を体験した人とどう交《まじ》わり、語れば、人の病気が理解されるかということを追求し、人とのコミュニケーションの技《わざ》を学んで、めいめいが努力することしか、ほかによい方法はない。

だが、不幸にも自分が何かの病気にかかったときは、その苦しい体験を、自分の内省《ないせい》のよき機会として受容し、苦しみの体験が他人への共感性を高めるよき機会となるものと考えて、合理的な治療を受けながら、じっと忍耐《にんたい》することが必要だと思う。

このような気持ちで闘病することと同時に、病んだものができることのもう一つの大切なことは、病む自分を世話する家人の介護《かいご》やナースから受ける看護サービスを、病むものがどう受理するか、そのことに思いをよせる機会を、病気が与えてくれるということである。

正岡子規《まさおかしき》（一八六七〜一九〇二）は、二十三歳のときに結核にかかって吐《と》血《けつ》し、生涯《しょうがい》病みつづけながら、文学活動を続けたが、ときには病床《びょうしょう》で傍若無《ぼうじゃくぶ》人《じん》ぶりを発揮した。その彼は、介護する母や妹の労苦を病状の進行とともにますます理解するようになったことを、「病牀譫語《びょうしょうせんご》」の中で告白している。

前にも書いたように、私は医学部の一年を修了した二十歳の春に、結核性《けっかくせい》胸膜炎《きょうまくえん》を病み、一ヵ年間休学して自宅療養をした。高い熱が半年も続いたが、当時、結核に対する化学療法はなく、もっぱら安静と温湿布《おんしっぷ》とで治癒《ちゆ》を待つばかりであった。

母は病身だったが、私のため最初の三ヵ月は昼も夜も通して、四時間ごとに手がやけどするほどの熱湯の中でタオルを絞《しぼ》り、それを私の胸にあて、外側には油紙をおいて、ゆかたが湿《しめ》らないようにしてくれた。

体温がいつもより高く上がる日は、母は、祈る思いでさらに熱い湯に手を入れ、タオルをとりだし、私の温湿布を効果的にさせようと努力した。病人を介護する家人や看護人への感謝心は、病床にある病人の精神の成長にたいへん役立つと、私は自分の経験から思う。

愛は、これを提供する側にも、また受ける側にも、病《やまい》に耐《た》える力を発揮する。このことは、新約聖書のコリント人への第一の手紙一三章四〜七節に記されている。

「愛は寛容《かんよう》であり、愛は情け深い。また、ねたむことをしない。愛は高ぶらない、誇《ほこ》らない、不作法《ぶさほう》をしない、……不義を喜ばないで真理を喜ぶ。そして、すべてを忍《しの》び、すべてを信じ、すべてを望み、すべてを耐える」

三つのからだの痛み

肉体の痛みは、私たち人間が経験するものの中でいちばんいやな、また耐《た》えがたいものである。この肉体の痛みに対して、心の痛みと表現されるものがあるが、ここでは肉体の痛みの側から、これにともなって起こるさまざまな現象について述べたいと思う。

肉体の痛みは、これを三つに分けることができる。第一は皮膚《ひふ》の痛み、第二は粘膜《ねんまく》や目の角膜《かくまく》など、皮膚以外の表面の痛み、第三は内臓の痛み――たとえば、頭痛、胆道系《たんどう》による胆管の痛み、潰瘍《かいよう》による胃腸の痛み、肋膜《ろくまく》や心《しん》嚢《のう》の痛み、筋や骨、関節や歯の痛みなどである。

ガンの末期には全身諸所の臓器にガンが転移し、患者はガンそのものの痛みよりも、ガンが周囲の組織や神経を冒《おか》して激しい痛みを生じることが多い。ガンが脊髄《せきずい》を冒したり、肋膜を冒したり、骨に転移すると、胸や腰や骨や関節に激しい痛みが起こる。

人々はよく、痛い病気で死にたくないという。ガンの末期に患者が訴える痛みは、これを経験したことのない人には想像を超える痛みである。

人間の肉体が痛むと、その痛みは、食欲をなくさせ、睡眠をさまたげる。また、痛みがひどいと、むかつきを招《まね》き、食事はますますとれなくなる。さらに肉体の痛みは、人間の心にも強い影響を与え、不安や恐怖の心をかきたてる。そのため、心の平静さがまったく失われてしまうのである。

ホスピスは、ガンだと当人が知らされ、ガンとともにできるだけ余生《よせい》を意味あるものとし、価値ある人生として生きたいと願う患者さんが集まるところである。日本にはまだ独立したホスピスや緩和《かんわ》ケア病棟《びょうとう》は一〇〇あまりしかないが、英米やオーストラリアには数多くのホスピスおよびホスピス・ケアが行われている。その多くは人的にも経済的にもボランティアの手で支えられている。

外国のホスピスでは、痛みをできるだけ止める薬物療法が発達している。この方面の第一人者の英国のロバート・トワイクロス博士は興味ある報告をしている。それは、人間の気持ちが落ちこむ（うつ的になる）と、痛みが強く感じられるという説である。

死の不安や恐れがあっても、なんとかその人をみんなが支えて意義深い毎日を過ごさせようと協力すれば痛みも軽くなり、少量の麻薬が有効にはたらくという。からだの病《やまい》も精神状態が大いに関係するということを実証するよい例といえよう。

からだの痛みは精神状態によって不思議に変化する。

例をあげてみよう。

子どもが親に叱《しか》られたりすると、「歯が痛い」といって泣きつづけることがある。歯が痛いといって泣いている子どもも、友だちにさそわれ、ゲームや野球に熱中すると痛みがそのうち消えていく。

慢性関節《まんせいかんせつ》リウマチの患者で手足の関節がひどく痛んで家事などはまったくできない婦人が、家出した娘が帰ったときから、急にリウマチの痛みがとれて、治《なお》るはずのない病気が急によくなったように当人に感ぜられることがあったりする。

肉体が病んでも心が病まない人には、その病に耐えられる不思議な力が与えられるといえよう。

心の痛みへの対応

ここでとりあげる心の痛みは、「心痛《しんつう》」という言葉で日本人のあいだに昔から使われてきたものである。この痛みというのは、狭心症《きょうしんしょう》にみる心臓の痛みとはまったく違ったものである。もちろん、心痛となるような事件がある人に起こると、その結果として、心臓の冠状《かんじょう》動脈に硬化《こうか》がある人では、心痛の原因となる精神的ストレスが引き金となり、冠状動脈のけいれんを起こして狭心症が起こることもありうる。

しかし、ここでいう、心の痛み、または心痛というのは、心臓の血管に動脈硬化のような（器質的）変化がない人でも、ある事件に遭《あ》ったときに感じる、悲惨《ひさん》な心的状態をいうのである。

娘が家出をしたとか、子どもが誘拐《ゆうかい》されたとか、信じていた息子に裏切られたといった衝撃を親が受けたときの心の不穏《ふおん》状態や憂慮《ゆうりょ》を、心の痛みと形容する。ただの驚きや不安、恐れ、たとえていえば強盗《ごうとう》にあったときとか、恋人とけんかをしたというような体験は、心の痛みを招《まね》くものではない。

私は一九七〇年の春、東京から福岡へ向かう「よど号」に乗りあわせた。これは、日本での最初のハイジャックであったが、このとき、私の心は騒ぎ、不安と恐れの大きい衝撃を受けたが、それを私は心の痛みとは感じなかった。

心の痛み、またはさらに心のうずきとも形容される心的体験は、最愛のものと別れるとか、死別するとか、信頼していた人に裏切られるとかの体験を通して、心の中に実感される複雑な、やるせない気持ちや悲嘆《ひたんかん》感であり、この心の痛みは精神の痛み（メンタル・ペイン）とも表現される。

英国のホスピスの第一号をつくったシシリー・ソンダース女医は、死にゆく自分であることを告《つ》げられたガン末期の患者さんには次の痛みが経験され

るといった。それは、

①肉体的痛み

②精神的痛み

③霊的《れいてき》痛み（スピリチュアル・ペイン）

　である。その一つ一つに対しては、もっとも適切な方法で痛みを解消させることが、ガン末期の病人への望ましいケアだとソンダース医師はいっている。

　心の痛みは、身体的痛みと異なり、人間の精神現象としての痛みであるが、霊的痛みは、心の中の霊（ソウル）といわれるものの痛みである。これは、宗教的体験、たとえば、罪悪感《ざいあくかん》意識とか、親しいものが信仰を捨てるのを見せられたときの心の苦しみであり、それらは、霊的痛みとして表現されるものである。

　ホスピスは、死にゆく患者のもつこの三つの痛みを和《やわ》らげるためのケアをするところであり、そこでは、医師、ナース、牧師、僧侶《そうりょ》、その他ボランティアにより、痛みへの対応が期待される。このようなホスピスが、日本は数においても、またケアとしても英米からひどく遅れている。

人の痛みがわかるのが人間

前にも述べたが、私は一九八六年に、私の内科医としての生涯《しょうがい》の中で、はじめて約一〇日間、肺炎で入院した。

この子はからだが弱いのに、無理をする子だからといって、私が医師になってからも心配しつづけた母が生きていたら、びっくりしたことだろう。肺炎で入院中に私がいちばんつらかったのは、激しい頭痛だった。頭痛は夜間に起こり、睡眠がひどくさまたげられた。また食欲は極度に落ち、食事が配膳《はいぜん》されてもまったく箸《はし》が出なかった。

私は半世紀以上内科医として働いているあいだに、数えられないほど数多くの頭痛を訴える患者や食欲不振の患者を診《み》てきた。だが、頭痛には鎮痛薬《ちんつうやく》を、食欲不振には消化酵素薬《こうそやく》を処方することで専門的処置をしてきた。それでいわば、するべきことをしたといった気持ちで、次から次へと大勢の患者さんを治療してきた。

だが、頭痛や食欲不振がこんなにつらいということをはじめて自分で実感すると、そんな薬物療法だけで患者さんの治療ができるなんていえたものでない、といった反省が、いまにして心をしめる。

患者の周囲の人は、「さぞ苦しいでしょう、つらいでしょうね」と同情するかもしれない。しかしその苦しみやつらさを実感しないかぎり、患者をただ側《そば》で見ているだけでは、本当の苦しみがわからない。だけど、幼いわが子がひどい頭痛を訴え、そのひどさで食べたものを吐《は》いたり、ひきつけを起こしたりしているのを世話する両親には、その子どもの苦しさが本当に身にしみて感じられよう。

人間は病《や》んではじめて健康のありがたさがわかる。元気なとき、山に登って食べたときのおにぎりのうまさの何分の一かでもの食欲があればと願う。

入院して、床の上で一人食膳《しょくぜん》に向かう食欲のない患者は、何も御馳走《ごちそう》はいらない。一口のご飯と梅ぼしの本当の味だけあればと願うのみである。

人は病んではじめて健康の喜びが、また病む患者の痛みが、苦しみがわかる。このことはからだの病気だけでなく、心の病《やまい》の場合にもいえることである。

あの人の心の苦しみがわかる。あの人のやるせない気持ちがわかる。そのように他人のもつ真実のものが共感できるのは、地球上の生きものの中で人間しかない。動物は自分の痛みはわかる。だが、仲間のもつ痛みや死の不安などがどれほどのものかはわからない。

感性というのは、このような心の痛みや、または人の喜びをも感じられる心である。では、このような感性はどうしてみがかれるのだろうか。

私は思う。そのような人間になりたいと思う人は、そのような痛みや悲しみに心を沈《しず》めている病む人々の友となることである。悲しみや苦しみ、そして、また私心《ししん》なく人の喜びを人々と分かつ機会をつとめてもつことである。

自分は幸いにしていまは病まないでいても、痛む人の心がわかる、そんな人になりたい。一方また、病に苦しまないときにも、健康のありがたみが自然に感じられる人間にもなりたい、と。

第二章　こころ上手な癒し方

「なお一夏、なお一冬」のいのちを

私立大学協会の会合に呼ばれて講演に出かけたときのことである。開会前に地方の大学の幹事《かんじ》の一人が、私にお願いがあるといわれるので、わずかの時間お会いした。目的は、ガンに病《や》む妻のために色紙にサインをしてほしいとのことである。

伺《うかが》うと、その方は私の書いた本の愛読者とのこと。それから数日たって、病気の奥さんから私は次のような手紙をいただいた。

「先日東京での私学協会の会議に主人が出席しましたが、そのプログラムに先生のお名前が載《の》っていることを知り、失礼を承知でぜひ先生のサインをもらってほしいと主人に頼みました。これがかなえられて本当に有り難うございました。

五、六年前から体の不調に気づきながらも、娘や息子の結婚、そして、出産その他、次から次へと親としての責任を果たさねばと、頑張ってきましたが、昨年五月ついに倒れ、入院をして調べてもらったところ、癌《がん》だということがわかりました。あと一か月半しかもたないだろうといわれながら一年半ほど経ちました。私のわがままから薬物療法だけしか受けないと申し、からだの動く限りは、わが家で主人とともに養生《ようじょう》したいという無理を通してきました。

からだが疲れるので、暇さえあれば横になっています。家族に病名を告《つ》げず、自分一人で我慢《がまん》している時に比べて、私の病気が家族にも友人にも知れてしまった今では、私は、気分的には楽になりました。けれども限られたいのちなら、時間なら、精一杯生きていきたいと思います。季節が変わると、咲く花も変わりましょうが、来年もう一度この季節の花を見たい、この味をあじわいたいと思わずにはいられません。

先生にサインしていただいた色紙は、私の大切な宝となって、私を励《はげ》ましてくれます。本当に有り難うございました」

私はそれから四ヵ月ばかり経った年末にこの方を思いだし、その後の経過はどうかと案じていたところ、たまたまドイツの作家ヘルマン・ヘッセ（一八七七〜一九六二）の詩を読んだ。

ヘッセは牧師の子に生まれたが、神学校から脱走し、退学後は、生活が乱れ、何回か自殺を意図《いと》するようなことが中年過ぎまでくり返された。その彼も晩年は心が落ち着き、八十五歳を越して死ぬ前夜まで書きものを続けた。

その絶筆の詩、「折れた枝のきしる音」は、

なお一夏
なお一冬

と結ばれている。

八十五歳を越したヘッセは、いつまでも木にしがみついている枝を見て、高齢の身でありながら、なお一夏、なお一冬のいのちを願ったようである。

しかし、この手紙をくださったこの夫人の心は次の季節を夢見ながらも、なんと美しく、限られたいのち、限られた時間を生きておられることか。

私こそ、この手紙を宝のように大切にしたい気持ちである。

どうしようもない難事にぶつかったとき

宗教を信じるものはもちろん、自分は無宗教だと人にいいきってきた人でも、いよいよ重病にかかるとか、山奥に迷いこんで夜がきたというような場合に、心の中に、自然と「助けてください」という祈り心をもつものである。

自分は無力であると思うとき、より大きな力の助けを求める心理は、人類に共通である。

しかし、本当に神がわれわれとともにいますという信仰を平素《へいそ》もつものには、祈りは困った場合の神頼《かみだの》みではなく、いろいろの重大な判断をしなければならないときに、平素の祈りが強い精神の集中力をもって心の中に生じ、声としてさえ出るのである。

私たちの人生の中では、生涯《しょうがい》のあちらこちらで、自力ではどうしようもない難事にぶつかる。その中で、重い病気にかかるというのもきわめて深刻な体験である。

ガンは初期に発見された場合は、手術などで治癒《ちゆ》することは多い。しかし進行したガンや転移を起こしているものには、治療の困難なことが多い。病気のことは信用する医師に委《まか》せるほかはないが、しかし、自分も、家族も、友人も、病《やまい》からいのちが助けられることを祈らざるを得ない。

教会の祈禱会《きとうかい》などで、何人かの信者の祈りの中には、きっと身内のもの、友人、尊敬する師など、重い病気にかかっている方のために、神の癒《いや》しがあるようにとの熱心な祈りが捧《ささ》げられる。しかし、自分自身が重い病気に病《や》んだ場合は、どう祈るのか、ただ「お助け、お助け」とくり返すのか。

そのような重い病気を病んでいる人には、次の祈りは、その方の祈る気持ちを整理してくれると思うので紹介する。

神よ、変えることのできるものについて、
それを変えるだけの勇気を我等に与え給《たま》え。
神よ、変えることのできないものについては、
それを受け入れるだけの落ち着き（セレニティー）を与え給え。
そして、変えることのできるものと、
変えることのできないものとを、
見分ける知恵を授《さず》け給え。

もし、その人の病気が、医学的に見て、知恵ある医師の判断ではどうしても回復が望めない、それが死に至る病であるとすれば、その苦杯《くはい》をなめることのできる心の落ち着きを自分に与えてほしいと、祈ることはできないであろうか。

この祈りは、一九七一年に七十九歳で亡《な》くなったプロテスタントの神学者

ラインホルト・ニーバーが、北米のマサチューセッツ州の田舎《いなか》のある教会で捧げた祈りだといわれている。

しかし、この祈りの文は、十八世紀のドイツのルーテル派の神学者フリードリッヒ・C・エティンガーの祈りからきているともいわれる。死に耐《た》える力をも与えてくれる祈りだと思う。

相手の話を聴くこと

病《や》む人には、癒《いや》しを願う祈りがあり、病む人をめぐる人々には、病む人を援《たす》ける手だてを求める祈りがある。病む人、そしてとくにその人のいのちの終末が近づいている病人をもっている医師は、いったいどのような祈りが望まれるのであろうか。

聖フランシス（一一八一〜一二二六。イタリアのアッシジのフランシスコ修道会の創立者。清貧を実践した。『讃美歌《さんびか》』に収められている「太陽の歌」は有名）は、いろいろの心を打つ祈りを残しているが、病む人を世話する医師のためにも、立派な祈りの文が書かれている。次の「医師の祈り」（チャールズ・C・ワイズ翻案）がそれである。

主よ
私をあなたの医療のしもべにしてください
病《やまい》には治癒《ちゆ》を
怪我《けが》には救助を
苦しみには安堵《あんど》を
悲しみにはなぐさめを
絶望には希望を
死には受容と平安とを
どうぞこの私が
自分を正当化するよりも
他になぐさめを与え
服従《ふくじゅう》を求めるよりも
他を理解し

名誉《めいよ》を求めるよりも
他を愛するようにしてください
なぜならば
私たちは自分を与えることによって
人々を癒し
相手の話を聴《き》くことによって
なぐさめを与え
そして死によって永遠の生へと生まれかわるからです

この祈りの末部には、「私たちは自分を与えることによって　人々を癒し
相手の話を聴くことによって　なぐさめを与え」とある。
私は、一九九〇年秋、オーストラリアのホスピスを見学に訪《おとず》れた。どのホスピスに行っても、医療職やホスピス・ボランティアに求められることは、末期の患者に何かをしてあげるよりも、側《そば》にいてあげることの重要性、話さ

なくても、忙しい医療職の人が時を患者に与えることの意義が強調されていた。と同時に、この詩にあるように、「相手の話を聴く」ことが、こちらから話しかけることよりも大切なことが強調されていた。聴くためには、側にいてあげなければならない。

十六世紀のフランスの外科医アンブロワーズ・パレも、「時には癒せる、和《なご》めることはしばしばできる。だが、慰《なぐさ》めはいつも与えることができる」という有名な言葉を残している。

ある祈りの詩

最近、ターミナル・ケア（いのちの終末期の世話）という言葉が、医療の世界ではしばしば用いられる。ガンの転移を起こして手術もできず、化学療法も無効で、ただ痛みなどの苦しみをできるだけとり除いてあげて、患者が、静かにいのちの終末を迎えられるように、医師やナースが世話をすることである。

しかし、これだけではもっとも大切なものが欠けている。

フジテレビのニュースキャスターとして名を馳《は》せた山川《やまかわ》千秋《ちあき》氏の夫人穆子《きよこ》さんの著書、『死は「終り」ではない』（文藝春秋）には、すばらしいお祈りが紹介されている。ご主人がガンという診断を告《つ》げられた夫人は、夢中で公園を歩いているうちに、天の声を聞き、主人にもガンの告知をし、一緒に祈ろうと決心し、プロテスタントのベック宣教師に助けを求められた。

イエス・キリストがなぜ十字架にかかったかを、「死は『終り』ではない」とベック先生は山川さんに語り、「病者の祈り」（これはニューヨーク・リハビリテーション研究所の壁に書かれた一患者の詩である）を書いた紙を山川さんに渡された。それが病室のベッドの脇の壁に貼《は》られた。その詩は、ガン末期患者の切実な祈りであった。

大事をなそうとして
力を与えてほしいと神に求めたのに
慎《つつし》み深く従順であるようにと
弱さを授《さず》かった

より偉大なことができるように

健康を求めたのに
より良きことができるようにと
病弱を与えられた

幸せになろうとして
富を求めたのに
賢明《けんめい》であるようにと
貧困を授かった

世の人々の賞賛を得ようとして
権力を求めたのに
神の前にひざまずくようにと
弱さを授かった

人生を享楽《きょうらく》しようと
あらゆるものを求めたのに
あらゆることを喜べるようにと
生命を授かった

求めたものは一つとして与えられなかったが
願いはすべて聞きとどけられた
神の意にそわぬ者であるにかかわらず
心の中の言い表せない祈りはすべてかなえられた
私はあらゆる人の中でもっとも豊かに祝福されたのだ

苦しみに耐える力

一八九九年の生まれというと、あと二年で二十世紀。この婦人は十九世紀の末に生まれ、そしてあと一一年すると二十一世紀となる一九九〇年五月末に、九十一歳のご長寿《ちょうじゅ》で召天《しょうてん》された。

婦人が、長女の方に付き添われて聖路加《せいるか》国際病院の外来《がいらい》を訪《おとず》れられたのはその年の四月下旬のことであった。背中の痛みと息切れを訴えて来院され、入院検査の結果、手術不能な肺ガンとわかり、自宅で静養されることをおすすめした。

近くの開業医の先生の手当てを受けておられたが、容態《ようだい》が悪化したという知らせで、私は五月二十九日の夜、往診《おうしん》した。食事がのどを通らず、上腹部痛とむかつきがあり、脈は非常に弱くなっていた。

私がこの患者さんを病床《びょうしょう》にお見舞いすると、彼女は私の両手を奪うようにしてしっかり握《にぎ》り、この上もない喜びの表情を示された。九十一歳の瀕死《ひんし》の病人とは思えない顔の輝きが見られた。

「どこが苦しいのですか」と尋《たず》ねながら上腹部を触《さわ》ると、「そこです」といわれる。「痛みはあとでお届けする薬ですっかりよくなりますよ」といったら、それをなんの疑いもなく受け入れ、不安がすっかりとれて安心された。

「苦しみによく耐《た》えておられますね」といったとき、この婦人の顔は壁の上の紙片《しへん》の字に向けられた。

「思いわずらう事なかれ、神の御心《みこころ》のままに」

「助けを求めるすべての人と、心から祈る人のそばに、神はおられる」

七十四歳でカトリックに入信されてからは、「小さきテレジア」と呼ばれたこの婦人は、苦しみが増すといつもこの紙片を見つめて祈り、私の往診を心待ちにされていたのだった。

もっと早くきてあげればよかったのに、と私は反省しつつ、病床を離れる前にもう一度彼女の両手をしっかり握り、「楽にしてあげますよ」といった。家の方に、「いつ召《め》されることがあるかもしれませんが、最後は眠るように楽々と召天されますよ」といった。

プラトンは、あの昔に、「老《お》いとともに、自然に終局に向かうものは、およそ死の中でももっとも苦痛の少ないもの、いや、苦痛よりもむしろ快楽をともなうものなのです」といったことを、私はご病人と家族の前で話した。

私の往診の三〇時間後の五月三十一日午前二時、私は婦人の急変の電話を受けた。私はこの夜半にタクシーを呼んですぐに駆けつけた。九十一歳のテレジアは平和な眠りに入り、気高《けだか》い美しさが顔にあふれていた。

私は死後のとり扱いに経験のない家の方々にお湯を用意してもらい、私の手で全身を清拭《せいしき》し、死後の処置を終えた。最後にもう一度テレジアの手を握った。

静かな人生の終焉《しゅうえん》である。この老母の二人の娘さんとそのご主人にこのように世話されて、愛する子どもたちの庇護《ひご》のもとに召天されたこの風景は、愛のホスピスそのものであった。

いつも感謝し、信仰と祈りに生きたこの婦人に私たちは学ぶことが多かった。

いのちをこよなく愛した人

一九七九年にノーベル平和賞を受賞されたマザー・テレサについては、日本人の多くがその名をよく知っている。

いのちをこよなく愛し、いのちの根源としての神の愛を世に広めんとして、国境を超え、貧富を超えて、世の人に奉仕してきた人として、マザー・テレサの名は、赤道直下のアフリカの人々に生涯《しょうがい》を捧《ささ》げたアルベルト・シュバイツァーとともに、いつまでも後世《こうせい》の人々に覚えてほしいと思う。

テレサは、インドの人ではない。シュバイツァーがアフリカ人でないのと同様に。彼女は一九一〇年に、アルバニア人としてユーゴスラビアに生まれた。官立学校に通ううち、カルカッタで働く宣教師からの手紙を読み、自分もその地で働きたいと懇願《こんがん》した。ちょうどシュバイツァーが三十歳のとき、パリの宣教師協会のアフリカに赴任《ふにん》する医師を求めるというパンフレットを見て、医師になって赴任しようと決意したことに似ている。

一九二九年、十九歳のときから十九年間、ロレッタ修道会の経営する高等学校で働いた。そして一九四六年には、カルカッタで働く決意をする。ベンガル人の若い娘のシスター・アグネスほか、一二人で、「神の愛の宣教者会」を設立。その後会員は増し、インド各地を中心に世界（五五ヵ国に二一一の修道院）に広まった。

彼女は死を待つ人のホームのほか、各地にセンターを開いた。ヨーロッパとアメリカ各地からの奉仕者を養成するため、ロンドンに修道院を一九七〇年に開設している。

マザー・テレサは、いう。

「非常に貧しい人に必要なのは言葉でなく行為です。私たちの日ごとの接触は食べるパン一かけらをもつ力さえない人に向けられています。私たちは集団にではなく、一人の個人の世話をします。私たちはイエズス・キリストが『私は空腹であった。私は病気であった』といわれたとき同一視されたその人を求めるのです」と。

マザー・テレサの行為は、ひたむきな思いを込めての祈りに支えられている。次の祈りは、その多くの日ごとの祈りの中のひとつである。

もっとも親愛な主よ
今日そして毎日
あなたに会えますように
あなたの病人の中に
彼らを看護しているとき
あなたに仕えるように

主よ

この見る信仰を私に与えてください
そうすれば私の仕事は単調でなくなるでしょう
私はすべての貧しい、苦難の人の
空想をなだめ
その望みを満たすことに
新しい喜びを見つけるでしょう

助けを求めて訴える

「こころの友」（日本基督教団出版局発行の月刊誌）の読者からときどきお便りをいただく。その中から、記事を書いた私がかえって教えられるような、また私にとって魂《たましい》の水になるものが与えられる。感謝の極《きわ》みである。

今年の一月末に、アメリカ・ボルティモア市の、J子さんという会ったことのない日本の婦人から突然手紙をもらった。この方は、嫁《とつ》がれたアメリカ人教師のお母さま、つまり、お姑《しゅうとめ》さんがガンの末期で療養されておられた自宅に、看護のためにわざわざ単身で訪《おとず》れてご病人をお世話されているとのことだった。

「日野原先生、突然おたよりしますぶしつけをお許しください。私が世話になっている日本キリスト教団のM教会からおくられてきた『こころの友』の中に、先生がお書きになったことに強く感じ入るものがございました」（私は、「からだの痛み」について、英国のホスピスにおけるすぐれた痛みのコントロールの記事を紹介し、痛みが心の不安と深い関係をもつこと、そして、「肉体が病《や》んでも心が病まない人には、その病《やまい》に耐《た》えられる不思議な力が与えられる」ことを書いた）

J子さんは、ご主人が英国に長期研究出張中、自分は病むひとり暮らしの米国人のお姑さんの世話に渡米されたが、お姑さんを入院させて調べてもらったところ膀胱《ぼうこう》ガンがあり、これがすでに肝臓《かんぞう》に転移したという末期状態にあることがわかった。

J子さんからの手紙にはこう書かれてあった。

「彼女は根は善良な人ですが、性格的に暗く、屈折《くっせつ》したところがあり、常に自分の正しさを主張してやまず、それなのに自分は正当に扱《あつか》われていないと訴えていました。先祖代々のクリスチャンであることに誇《ほこ》りをもちながらも、心に平安が感じられず、人を裁《さば》いてばかりいて、友人、親類とも不仲になり、孤立していました……。

ボルティモア市の家で、姑は膀胱のコントロールを失い、ベッドも衣服も尿《にょう》にぬれ、痛みと不安で薄暗い部屋にうずくまっていて、私を見て幼児のように号泣《ごうきゅう》しました。誇りも、つっぱりも消え、ひたすら主に助けを求めたのです。クリスチャンの誇りのかたまりのようだった姑が、両手を差しのべて、『助けて』と主を呼びつづけたのでしょう。

それから姑は人が変わったようになりました。入院中も素直でよく感謝するようになり、看護婦や医師によく従い、しかも知性が失われていないので主治医は姑にはっきりと状態を宣告し、治療の方法は医学的にないこと、けれども痛み、不快感を少なくするよう全力を尽《つ》くすことを誠意をもって姑に告げられました」

彼女は、助けを求めて訴える主を再発見し、そのことで痛みも和《やわ》らぎ、心の安らぎが得られたのだと思う。

J子さんは、まさに私の記事の中の「肉体が病んでも心が病まない人には、その病に耐えられる不思議な力が与えられる」という文が、そのまま当てはまることを経験されたといっていいだろう。

J子さんのお姑さんがガンを告知されたときのショックの大きかったこと、しかし、「助けて」と主を呼びつづけ、それからは人が変わったように平静になられたということが、そのまままつづられていた。それに続く、奇跡的な真実をJ子さんからの手紙の中から抜粋《ばっすい》する。

「姑は我を取り戻し、不思議と死は恐くないこと、恋しい夫との再会を主のみもとで、そのほか祖母、母、友人と懐《なつ》かしい人々と会える楽しみ、この世の仕事はもう一応やり終えたと。息子たちも成人し、孫たちもすべて信仰をもって育てているので、もう心配はないことと、すっかり天を仰《あお》ぐ姿勢に変えられました。本人の強い希望で、クリスマスを自宅で許され、以来、自宅療養をしています」

ご病人は、そこで、自宅に帰り、人生の最後を自宅で迎える気持ちになった。アメリカには、訪問看護をするホスピス・サービスがある。この聖ジョセフ病院の在宅ホスピス・プログラムでは週に三回くらいナースや看護助手が自宅に派遣《はけん》され、病院とは二十四時間態勢で連絡をとりあい、患者の処置を家人に指示し、ボランティアも訪問して食事や家事のことなどを手伝うとのことである。J子さんの手紙はこう続く。

「姑は、二日から二週間くらいの余命といわれていましたが、一月を過ごした現在もしっかり生きています。それどころか、あれほど痛がっていた横腹の痛みも消えて病院では食べられなかったのに、ごくわずかではありますが、スープ、おかゆ、プディング、アイスクリームをいただき、牛乳など実に一日に五合くらいも飲んで、当人自身あきれています。私は姑のおだやかなありさまが信じられず、誤診《ごしん》ではなかろうかとまで申したてて苦笑《にがわら》いされました。

彼女は楽しく穏《おだ》やかな人柄となり、人々の来訪を喜び、不仲となっていた人との和解もなり、夜は時として千客万来《せんきゃくばんらい》のこともあります。救われた者であることの喜びを語り合うことも楽しみです。『死』が忌《い》み嫌うもの、タブーではなく、ごく自然な、否《いや》むしろ、天国ツアーといった感じです。そのことが周囲の雰囲気をも明るくし、それが人々に伝わってくるのです。

私自身にも正直に申していつ何時、姑の身体の様子が変わるかもしれないという気持ちはあります。姑と二人で二人三脚、〝今日一日をしっかり楽しく生きましょう〟が合言葉《あいことば》です。期せずして先生のお書きになったことと一致し、姑が証人になれるものと思って、一筆致しました。J子より」

深い霊的体験

遠くに住む、ガンを患《わずら》うある婦人から、私はお手紙をいただいた。治療のために二ヵ月近く病院に入院をされ、一時退院が許されて帰宅された直後に、投函《とうかん》されたお手紙である。

「……辛《つら》くて苦しい治療でしたが、聖書の御言葉に支えられ、主の御使いとしか思えないような時を得たお見舞いに力づけられました。入院中、友人から届いた『こころの友』で日野原先生がニーバーの祈り（本書六〇ページ）を紹介しておられるのを拝読しました。私も変えることのできるものとできないものを見分ける知恵をいただきたいと、しみじみ思いました。発病以来四年過ぎました。ともすれば怠惰《たいだ》な生活に陥《おちい》り、神さまの御心さえも忘れそうになると、私の病《やまい》は頭をもたげてくるように思えます。何となくぐちになって参りました。どうぞお許しください。

入院によって簡易保険から見舞い金をいただきました。先生の計画中のホスピスの病室の花入れの一個としてでも、備《そな》えていただきたくもらった見舞い金を献金させていただきます。同じ病気で悩む方たちに花でも慰《なぐさ》めになれたらうれしいと思います」

私はこのお手紙を読んで心打たれた。病の中にも、これほどの純な信仰はまれだと思った。

『祈りの花束《はなたば》』（ヴェロニカ・ズンデル編　中村妙子訳　新教出版社）という本を読んでいたとき、私はこの手紙に接した。この婦人の心に応《こた》えるブレーズ・パスカル（一六二三〜一六六二）の信仰厚い祈りに触れたので、このパスカルの祈り「私の意志を御心のままに」をこの婦人へのお礼の手紙に入れた。

主よ、いまから、
あなたの御用のために、
あなたとともに、またあなたにおいて、役立てる以外には、
私が健康や長寿《ちょうじゅ》をいたずらに願うことがありませんように、
あなたお一人が、私にとって何が最善であるかをご存じです。
ですから、あなたがご覧《らん》になって、
もっともよいと思われることをなさって下さい。
御心のままに私に与え、また取り去って下さい。
私の意志をあなたのご意志に従わせて下さい。
そしてへりくだった、まったき従順の思いをもって、
きよらかな信仰を保ちつづけ、
あなたの永遠の摂理《せつり》によるご命令を受け取ることができますよう、
そしてまた、あなたから与えられるすべてのものを
讃美《さんび》することができますように。

パスカルはフランスに生まれ、数学の天才といわれ、また若くして近代の水力学の基礎となる流体の圧力伝播《でんぱ》に関する「パスカルの原理」を発見した。これは、物理学の初心者にも知れ渡っている。

そのパスカルが三十一歳のときに、深い霊的《れいてき》体験をもち、科学者、哲学者の域を越えてアブラハム、イサク、ヤコブの神を発見した。そしてそのときの霊的体験の気持ちを書き記《しる》したものを上着の裏に縫《ぬ》いつけて、生涯《しょうがい》それを放さずに生きたといわれている。彼の信仰心や哲学を記した文章は、未完のまま有名な『パンセ』と題して死後出版された。

彼は信仰を理性より高い次元において理解した科学者といえよう。

三日置きの手紙

私の所属する教会の古い会員で、一九〇五年生まれの民芸学者A先生は、長いあいだ寝たきりで、二人の娘さんたちの行き届いた介護《かいご》の下に自宅療養をされていた。

半年前、家人がすっかり疲れきり、某《ぼう》病院にしばらく入院された。入院中、突然呼吸停止をしていたのを検温にまわる病棟《びょうとう》のナースに発見され、医師らが駆けつけ、蘇生術《そせいじゅつ》でなんとか死を免《まぬか》れ、無意識状態からこの世に引き返された。

入院中でもナースが少し目を離すとこのような事件が起こることを知り、家族の方は、小康《しょうこう》を得たのを機に、ふたたび自宅療養に切り換えられた。退院時、この老人は「もうここには入院したくない」と悲惨《ひさん》な言葉をもらされたという。

自宅での療養では、昼間は三女の娘さんが、主人や子どもの世話を最小限度にして、お父さんの看護に専念し、夜は、同居の有職の長女の方がお父さんのベッドの側《そば》の畳《たたみ》にふとんをしいて、夜の看護を引き受けられていた。

この二人の娘さんのレベルの高い看護の技《わざ》にはすばらしいものがあった。しかしこの八十三歳のご老人は嚥下《えんか》運動もかなり落ち、口の中に流動物が少し余分に入れられたり、タイミングが合わないと誤飲《ごいん》が起こる。体位交換や清拭《せいしき》を少し怠《おこた》ると治《なお》りにくい褥瘡《じょくそう》がすぐあらわれる。発語の声が低く、意思表示が少ないので、患者のわずかな体動や口もとの筋の動きで病人の体調や欲求を読みとらないと、さまざまな支障《ししょう》が起こるために、自宅ケアもたいへんであった。

ところがこのご老人が最近肺炎を起こされたので、今度は私の勤める病院に入院をおすすめし、治療したところ、一週間後には小康を得られた。私が回診《かいしん》すると、はっきり私を認識し、顔をわずかに縦《たて》にふられて反応された。
その病床《びょうしょう》に、九十歳の旧友からの手紙があった。体が不自由で外出ができないこの親友からは、筆の字で大きく書かれた手紙が三日置きに過去五年間欠かさずに送られていたが、この方からきたばかりの手紙を家人は回診中の私に見せられた。内容は次のものである。

「七月一日朝、

A君、兄の御様子、U兄より聞き、また、家族の方がたの御苦心の程《ほど》にも感銘《かんめい》した。どうぞ悪化しないよう、痛みのないよう祈る。トシをとれば、おそかれはやかれ老化の不便は免れない、仕方ないネ

忍《しの》んでゆく外ないネ

九十歳八十歳となると、あす何が起こるかわからない、用心する外ないネ、

老生の作歌

杖《つえ》つきてしばしたたずむ

九十翁
悔《くい》のみ多き一世なりけり
くれぐれも大切に、
常に喜べたえず祈れ
全《すべ》てのこと感謝せよ。テサロニケ前書五章」

私は回診についた数名の若い医師とナースに、この手紙を病室内で声を出して読んだ。ご病人にも聞こえていたと思う。

生死の境から見えたもの

脳卒中《のうそっちゅう》で治療中の七十歳の未知の未亡人から、最近手紙をいただいた。「過日、先生の御計画のホスピス建設にささやかな寄付をさせていただいたところ、お心のこもった礼状をいただき、望外《ぼうがい》の幸せに存じました。私は、病床《びょうしょう》でよく先生のNHKの放送を見、共感し、また御著書『人生の四季に生きる』（岩波書店）を拝読させていただき感動の極《きわ》みです。先生の放送『現代と死生観』（NHK・ETV8　一九八六年九月二十三日放送）の中に、八十二歳をすぎた猿翁の未亡人が仮死状態になり、夢のようなシーンから覚《さ》めて我に返られた心境を聞かされました。私も脳卒中の発作《ほっさ》で意識をなくした時の体験とよく似た事実だと思いました。

私が二十一歳、倅《せがれ》が一歳の時に夫は戦地で亡《な》くなりました。以来緊張の連続の生活で、ヨロイカブトに身を固めて戦場に赴《おもむ》くみたいに、私は身も心も張り詰めて、今日までただ一途《いちず》に生きてきました。脳卒中にかかった直後から五時間は、その過去の生涯《しょうがい》が幻《まぼろし》のようによみがえりました。ふと正気に返った時、半身の手足が全く動かないのに気づきました。その時は一瞬非常なショックでしたが、あのまま死ぬ場合も多いので、こうしてよみがえらせてくださったのは、私にはまだなすべきものがあるので神さまがよみがえらせてくださったにちがいない、そう思うと、急にこわばらせたからだのつきものが落ちたみたいにスーとして気が楽になりました。そこで、残り少なくなった時間を少しでも社会のお役にたつのに使おうと思い定めました。

今まで誠実に生きてきたのに、どうして私がこんな病気になるなんてと、ふと神をうらむ心が起きることもありましたが、『お前さん、いつまでアクセクと張り詰めているのだ、ホドホドにしなさい』と神にいわれるような気がして、また思いなおして、病《やまい》に耐《た》えて生きようとし、神の思《おぼ》し召《め》しを感謝するようになりました。神と申しましても私はクリスチャンではございません。でも、私はこの生と死の境を体験して、かすかながらも、いままで見えなかったものが見え、わからなかったものがおぼろげにわかるようになってきたように存じます」

私はこのお手紙を読んで強い感動を覚えた。生死の境を体験した方の心からの告白である。

人は体験により、いろいろのことを学ぶ。

このご病人は、さらに、何かを求めておられる。この方に仰《あお》ぐべき山を見せてあげたい気がする。

クリスチャンになった人には、どんなにひどい試練を受けても、仰げる山がある。たとえ一時はそれが霧のために視界から去っても、その彼方《かなた》に山があるという信仰が与えられ、それが苦しみに耐えて生きる力になるものと思う。

われ山にむかいて目をあぐ、
わが助けはいずこよりきたるや、
わが助けは天地をつくりたまえる主よりきたる。（詩篇《しへん》一二一篇）

第三章　こころは生まれ変われる

人生のもっとも大きな選択

人間の一生は、いろいろのハプニングとしての出会いで方向づけがなされる。しかし、心に何か備《そな》えがあっての出会いかどうかにより、それが何かのよい機会になるかが決まるのではないかと思う。

東京駅や新宿駅では毎日たいへんな人が出たり入ったりする。ラッシュアワーにプラットホームへの地下道を歩いていると、みんな行きあう人の顔も見ず、ときどきぶつかりながらも人々はせかせか入り交《ま》じりながら、めいめいの方向をめざして足早に歩いている。

多くの人々に会いながらも、まるで「もの」に会うように、誰もが行動している。

このような雑然とした人々の出会いでない、本当の出会いが、人間には人生の中で数多く経験される。その出会いを、大切に心に受けとめるかそうでないかにより、人間の一生はひどく変わってくるものと私は考えている。

ある婦人から最近、次のようなお手紙をいただいた。

「私は去る十二月三日乳癌《にゅうがん》からの転移による肺癌の手術を受けましたが、肺の手術を受けた方がよいと告げられた十一月のある日、私はNHKの教育テレビの『こころの時代』での日野原先生の講演を聴《き》きました（注・これは私が大阪医科大学祭での創立六〇周年記念特別講演会で医学生や医師のために、『死を看取《みと》る科学とこころ』と題した講演のときの録画で、私は、医師は患者さんの犠牲で勉強させてもらうことがあること、そして致死《ちし》患者への医師の心のよせ方について述べたものである）。

夫は、いい話だなとつぶやくようにいいました。十一月二十五日に大学付属病院に入院しました。翌日隣のベッドの方から、『こころの友』というキリスト教の薄い新聞をいただきました。その第一ページに日野原先生の紹介記事がのっていました。先生がホスピスの建設に日夜奔走《ほんそう》されていることを知りました。続いて、『文藝春秋』の先生の記事と出会いました。入院した病室の隣のベッドの方に、『この先生の本を読んでみたいわ』と私は申しました。肺癌の手術は十二月三日でしたが、その後何日かたって、まだ頭がぼうとしていた頃、見舞いにきてくれた夫が友達から本が贈られてきたのを、病室にもって来てくれました。それが先生の御著書だったので、私はびっくりしました。あんなに読んでみたいと思った先生の本、『人生の四季に生きる』（岩波書店）ではございませんか、私は気分が恢復《かいふく》してきた術後八日目からこの本を読みはじめました。

私は御本を一語一語一文一文をかみしめるように読みました。そしてそれからは私の考え方、生き方が少し変わってきたように思いました……。私は御本を読んでから発行社の岩波書店に問いあわせて先生の住所を知らせていただきました。文字も文章もつたないことに少々惑《まど》いがありましたが、思いきってペンをとりました。……」

たまたま入院中同室した隣のベッドの療養中の隣人との出会い、そして、私の本との出会いとが彼女に死を受容する心境を与えたものと思う。人生のもっとも大きな選択は、どう死を生きるかということである。

第二の人生をどう迎えるか

「これからは私の第二の人生だ」という言葉を、同僚や先輩から聞くことがよくある。私自身も、クラス会に出たり、集会でお話をするときに、この言葉をよく使う。しかし、人が、第二の人生という場合の意味はいろいろある。

一般には現役《げんえき》時代を第一の人生、引退後を第二の人生ということが多い。しかし、信仰生活にふれていうとき、受洗前に対して、受洗後の人生を第二の人生という。

信仰者にとっては、自分の人生観が変わり、また、ものごとの意味の転換が行われるからである。その代表的な例としては、ダマスコでのパウロの回《かい》心《しん》、キリストに石を投げた若者が、キリストの使徒《しと》となったという事実があげられる。

現役から退職すると、誰も空《うつ》ろな気持ちになる。ヒナが飛びたった後、空《から》の巣《す》（エンプティー・ネスト）に住む老夫婦の心にも似たものである。

老後の第二の人生の生き方について、私は昨年、次のような手紙をいただいた。

「拝啓　突然お手紙を差しあげることをお許しください。一週間前、テレビで先生のお話『老人の生き方』を拝聴《はいちょう》しました。その中で特に、『職業をもっている時は、大船に乗っているのと同じだ。退職というのは、その船から降ろされて、一人で小船に乗ることだ。小船はどこにでも行けるが、目的地をもたなければどうにもならない。また、漕《こ》ぐことができなければ、なおさらのことである。大船にいる間に目的地を定め、漕法《そうほう》を覚えておくことだ』といわれました。全《まった》くそのとおりだと感銘《かんめい》を深めた次第です。

その日、私共の昔の中学クラス会があり、先生のお話のあったことを紹介しますと、一同、同感でした。私は現在六十三歳で、同級生の殆《ほとん》どが、第二の人生に入っております。申しおくれましたが、私事、教職に身を置き、一九八四年三月まで、高校校長を務めておりました。先生は、樹木のこともいわれました。秋が来て、紅葉し、落葉していくことを人生にたとえられました。短い時間でありましたが、感銘のあるお話でした。

先生の御著書『死をどう生きたか』(中公新書)も拝見致しました。先生が医師として接しられた御体験は、どれも胸を打つものばかりです。中でも、癌《がん》にかかり、死を受容しながら、さわやかに生きられた都倉《とくら》大使夫人のことを不思議な方だ、偉い方だと思いました。山田耕筰《やまだこうさく》先生の寝たきりの最期《さいご》に興味をもちました。私は現在大分教会(旧メソジスト教会)に所属しており、来年五月、創立百周年記念を迎えますので、百年誌発行も手伝っております。式典には、先生が記念講演してくださる御由承り、本当に有り難く楽しみにお待ち申しあげます」

私の父は牧師だったが、一九一一年にニューヨークのユニオン神学校に二度目の留学をし、その間、母は実家の山口市に帰り、私はそこで生まれた。

父が帰国後に赴任《ふにん》したのが大分教会である。その教会の一〇〇周年の記念講演会の席で、この手紙をよせられたT氏にお会いできることを思い楽しみに満たされた。

出会いは思わぬところに起こる

結核で療養中の五十六歳の婦人から、便りをいただいた。十歳のときに肺《はい》結核《けっかく》にかかり、二年療養し、また二十歳で再発して胸部成形手術を受けた。ところが、昨年から結核がまた再発して、現在ひとり暮らしの方である。ひとりっ子で未婚、両親は早く亡くなり、「天涯《てんがい》孤独の身」だといわれる。

「私は病身の一生でしたが、かねてから退職後は自分の好きなように人のために何かをして過ごしたいと考えていました。そして、今春病気を機に退職しました。『ああ、その時が来た』と、自分にいいきかせたものの、さて何をしたらよいかがわからず、歩み出す方向も、はっきりつかめないままの自分でした。

ところが昨日、先生の御著書『老《お》いを創《はじ》める』（朝日新聞社）を読みはじめたところ、ただ心を捕《と》らえられて、一気に一晩で読み終えました。読み終わった時にはまぶたが腫《は》れるほどに泣いておりました。私が寂しい境地だからとは思いますが、それにしても何と力強い言葉をいただいたことでしょうか。

今後残された生涯《しょうがい》を先生のおおせのように生きていきたいと思います。『老いを創める』は昨日から私の座右《ざゆう》の書になりました。くり返し、くり返し、片時も離さず読みつづけていきたいと思っています。一言御礼を申しあげたく、失礼を省《かえり》みず、お手紙を差し上げた次第です。次の文は、先生の御著書の中で、一番感銘《かんめい》を受けた個所です。

『私たちの辿《たど》ってきた生涯の中で、自分が受けた恩恵と他に与えた恩恵のいずれが重いか、秤《はかり》はどう傾くかを勇気をもって見極《みきわ》めてみよう……』」

人間が退職してからの老後をどう過ごすかは、めいめいに課せられた大きな課題である。老いた身のいちばんの不幸は孤独であり、積極的に生きる方向と目標が定かでないことである。これらが、老後を悲しく人間を沈没《ちんぼつ》させてしまう。

孤独な老人の中には、うつ病になり、死を急がれる方が少なくない。

「人間なれば堪《た》えがたし、真実一人は堪えがたし」とは北原白秋《きたはらはくしゅう》の詩の一句である。この身にしみる心の痛みには、支えとなる友が必要であるが、老いてからそう簡単によき友をもつことはむずかしい。

しかし、人間にはよき人との出会いが思わぬところに起こり得る。これは、何かを強く求めるという心のある人にハプニングとして起きるのである。

人との出会いが、「本」との出会いに介《かい》されることもある。

この方の場合、第二の人生を選びとる生き方の第一歩を歩きだすきっかけが、私の本によって与えられたといわれる。このお手紙を、私は感激をもって読んだ。

人間に生きる方向づけを与える本や言葉は、孤独をも解決する力をもつことが、この手紙に示される。

自分のためにでなく、人のために生きようとするとき、その人はもはや、孤独ではないという真理がこの手紙に明かされているように私は思った。

あすのことを思いわずらわない

S夫人は、還暦《かんれき》のころ、私が主宰《しゅさい》する財団法人ライフ・プランニング・センターの家庭看護教室に入って、血圧の測定法や救急法、そして家庭での看護技術を勉強されていた。それから一〇年たったある日——ご主人はパーキンソン病で入院中のことだったが——そのときのことをSさんはこう話しておられる。

「突然、突き上げるような激しい胸苦しさを感じ、これは教室で学んだ狭《きょう》心症《しんしょう》ではないかと直感しました。そこで、平素《へいそ》から用意していたニトログリセリンを急いで舌下《ぜっか》に入れ、一一九番を呼んで救急車を頼みました。ところが、今述べた胸苦しさは急に去り、気持ちが深い井戸の底に沈《しず》むように感じるなと思っているうちに、意識がうすれたようになりました。そのころ、救急隊員が駆けつけたので、とっさに榊原《さかきばら》記念病院にと、自分の入院先を指定しました」

家庭看護を勉強されていたとき、私はいつもこう話していた。「急に胸苦しくなるとか、意識がなくなるようだったら、救急車を呼んで、入院するところをはっきり告《つ》げなさい。病院次第で寿命《じゆみよう》が決まりますよ」と。

Sさんがショック状態で収容されたこの病院では、すぐに大動脈瘤《だいどうみやくりゆう》が裂けた状態（解離《かいり》性大動脈瘤）と診断され、救急開胸手術が行われて、破裂部は人工血管で置換《ちかん》された。

術中、一時心臓が停止することがあったが、さすが日本でも代表的な心臓・血管手術のできる病院に入院されたので、七時間に及ぶ手術によく耐《た》えて手術は成功に終わり、いのちは救われた。

入院一ヵ月後に無事退院とまでなったのだが、退院一〇日目に入院中の夫が死亡されるという不幸が起こった。

重病の後に夫の死を経験したSさんは、肉体的ショックに加えての精神的ショックで、心はまったく打ちのめされたが、子どもや孫たちの心こまやかな励《はげ》ましを心の支えに、ふたたび立ちなおることができたのである。

救急時にどこに入院すべきかの巧《たく》みな指示が、彼女を救うきっかけになったことは、彼女の受けた医学知識のおかげだといってもよいだろう。退院半年後に、私は彼女から手紙をいただいた。

「手術後は本もよく読めなかった視力が、霧が晴れるように少しずつ恢復《かいふく》し、よく見えなくても何とか字を書こうとする指のバランスがとれるようになったので、八歳と四歳の孫を相手に、いままでの人生経験を通しての簡単なお話をつくってみようかとの意欲が湧《わ》いてきました。味気ない話をあれこれと聞くこのごろの世の中で、少しでもあたたかい雰囲気をかもし出すような若者に孫たちが成長してくれるように祈りつつ、孫の相手をしています。これから先、許される生涯《しょうがい》の中で、一日一日を大切にして生きていきたいと思っています」と。

毎日を神から与えられ、許された日として生きることの大切さが、この手紙にしみじみ感じられるのであった。

「だから、あすのことを思いわずらうな。あすのことは、あす自身が思いわずらうであろう。一日の苦労は、その日一日だけで十分である」（マタイによる福音書《ふくいんしょ》六章三四節）

身内だけでは解決できないこと

八十歳近い、戦争未亡人のある婦人から、私は次の手紙をもらった。

「先生の御著書『老《お》いを創《はじ》める』を読みました。老人の悲しい心、寂しい心をよく表現してくだされ、老人の味方になってくださる暖かいお心に涙がこぼれます。現在の私は食欲が全くなく、何を食べても砂を嚙《か》むようです。娘に、『お母さんのまずそうに食べている顔をみると、こちらまで食事がまずくなる。厄病神《やくびょうがみ》みたいね』といわれます。娘の夫には遠慮《えんりょ》、気兼《きが》ねがあって神経の休まる時もありません。孫たちは反抗期で私とは殆《ほとん》ど口をききません。家族と団欒《だんらん》の機会もなく、食事を共にしても孫たちは私に発言の機会を与えてくれません。皆と食後にテレビを一緒に見たいと思っても『おばあちゃんは自分の部屋で自分のテレビを見たら……』と申します。何もかもあきらめ、ただ静かに死の来るのを待つのみです」

同じような手紙を私はいままでに何人ものお年寄りから受け取り、老いの侘《わび》しさをしみじみ感じさせられた。

老人ホームに住むひとり住まいの老人も、親子同居の老人も、ともにその悩みには深刻なものがある。このような境遇の老人が病気をするといよいよ気弱になり、早くお迎えがきてくれればと願い、長寿《ちょうじゅ》を悲しむ心にさえなる。

老人と娘や嫁との絆《きずな》、老人と孫との絆には、誰がその彩《いろど》りをするか、誰がその関係調整の大切な役をスマートにやってくれるのか。現実にはむずかしいことばかりだが、老人だけではなく、誰にも、そのような寂しさ、悲しみの日が遠からずくるということに、若い娘も嫁もまた息子も気づくべきである。そして、一同で問題解決をするよう努力すべきだと思う。

だが、問題解決は身内だけではできないことも多い。そんなとき、親しい友のできる役割は大きい。友の慰《なぐさ》めや励《はげ》ましは、老人に耐《た》える力を与えてくれる。

見舞いの友人がほしいのは、何も病気をしたときだけではない。絆の少ない家庭や老人ホームでは、日々の生活の中に寂しさや侘しさを感じる老人が多いことを、老人自身も、また若い世代も知っておくべきだと思う。

寂しい思いで家庭の中や老人ホームに住む人も、できれば昔の中学校や女学校、高等学校などのクラス会には、たとえ車椅子《くるまいす》に乗ってでも出られれば、毎日のストレスや孤独から解放される機会となり、これが何よりの生きる力を老人に与える。

数年前、私たちの大正時代の神戸の中学校のクラス会があったとき、一人の友人は自分の車で車椅子の友人を自宅まで迎えにいって伊豆の温泉場まで連れてきた。家から離れて、昔、共同生活をしたものが昔のアダ名でお互いを呼びあって思い出を語ることは、まことに楽しい。

どうしても外出できない友だちのところには、二、三人の親しい友が訪《おとず》れることは孤独の老人を慰め強める。本当の友情とは、そんなときに実感される。そのような心の友をもつこと、それ自体が老後の心を強く支えてくれる。

「友は第二の我なり」

ある高齢の未亡人が、私に、朝日新聞「声」欄によせられた便り「高齢者の自殺、孤独からでは」の切り抜きを送ってくださった。

病苦に悩む高齢者の自殺がふえた事実を指摘された後、作家田宮虎彦《たみやとらひこ》の自殺にふれていた。彼は四十四歳のときに愛妻を失い、よく孤独に耐《た》えられたが、脳梗塞《のうこうそく》を病《や》み、さらにそれが再発し、からだのしびれ感に悩まされ、作品も書けずに生きる侘《わび》しさに耐えきれず青山の一一階のアパートから飛び降り自殺した。

病んで老《お》いるこの作家の心を支えるものがもはやなくなり、「愛のかたみ」として出版した亡き愛妻を追っての自殺であった。病むひとり身の老人の飛び降り自殺とはまことに気の毒な最期《さいご》である。

投書をされた方は、田宮氏の死を悲しんだあと、こう書かれている。

「戦争の犠牲者でもある六十五歳以上の老人は、青春の楽しみもなく、戦中戦後を必死に生き抜き、老いて病んでも、誰をも頼ることもできず、精神孤独に陥《おちい》り、厭世《えんせい》自殺するものである。厚生省(現・厚生労働省)のお役人さま、病苦に悩む老人を自殺に追いこまないよう、暖かい施設をつくってくださるようお願いします」

この明治末生まれの老婦人は戦争未亡人で、戦中戦後のもののない時代に女手一つで子どもを育て、苦労してこられた方である。若い世代とかみあわずに同居されているこの老婦人は、投書の後半にこう書かれていた。

「病気でない若い元気な家族のものは、老いて病んでいるこの戦争未亡人の悲しい心を察してくれる暖かい心が少しもないのがとても寂しゅうございます」

戦争中は、女子の生徒も軍需《ぐんじゅ》工場に動員され、授業はあまりなく、音楽の時間を楽しむことも少なかった。そのうえ夫となった人まで戦争で失われたのである。そのような戦争未亡人の孤独や不自由、病気は、誰が世話するのだろうか。

老人や親の世話は、世話する側に犠牲が要求される。老人が、老いたうえに病むとき、たとえ同居する若い夫婦が世話するとしても、嫁と姑《しゅうとめ》などのあいだには、感情の衝突《しょうとつ》や心のしこり等がなかなか避けられないのである。このようなときに緩和役《かんわやく》を果たすものの一つは、古くからの友人やかつての教え子である。ときには昔のお手伝いさんであってもよい。いちばんよいのは古き友である。

「朋《とも》あり遠方《えんぽう》よりきたる、また楽しからずや」

『論語』の「学而《がくじ》」の中にある言葉である。私はこの句を中学二年のころ漢文の先生から習い、いまだに諳《そら》んじている。いまになって、小・中学や高校、大学で学びをした友との交《まじ》わりは楽しい。

人が老い、とくに病むとき、義理で見舞うのではなく、本心から案じて病《びょう》床《しょう》に訪ねてくる友をもつこと、古き弟子の訪《おとず》れにも、心は慰《なぐさ》められ、老人は孤独感から、しばし解放される。

アリストテレスは、「友は第二の我なり」といっている。老人が家族だけを助けにし、その中で狭く住むことは、所詮《しょせん》、自分を小さく孤立させる。そこには古き友が救いをもたらせる。

利害関係のない友というと、昔からの学校の友や、古き同好会、運動部員や文化活動の同志などである。しかし、戦争中は、狭いサークルの中でしか生きられなかったことが多かった。その友を代償《だいしょう》するものは、今後、ボランティアにも期待されよう。

患者さんの気持ち

からだの調子がよくなくて私の外来《がいらい》診療を受けるために通院しかねる患者さんを、私は何人もお世話している。病状が一応落ち着いて退院された患者さんの中にも、住んでいるところが病院からあまりに遠かったり、または、高齢で足が悪いために通院できないという方も、何人かある。

そのような患者さんとは、月に一回くらいは、電話で患者さんの容態《ようだい》を聞き、高血圧症《こうけつあつしょう》の方では、当人か、家族の誰かに血圧を計ってもらって、その値を知らせてもらい、処方を変える必要があれば、別の薬を送ってあげる。症状が落ち着いておれば、電話で薬の使用を中止されるように話す。

患者さんがあまり無理して通院されないように、遠隔《えんかく》指導を私はしている。その中の患者さんの何人かからは、電話とは別に、ときどき手紙をいただく。次の手紙は、八十一歳になる狭心症《きょうしんしょう》を病《や》むK夫人からのものである。

K夫人は、もう一〇年以上前から狭心症の発作《ほっさ》を病んで床につき、外出などできない状態になり、近医により入院もすすめられたが、私の外来診察を受けられた。

発作時には、いつでもニトログリセリン錠《じょう》を口に含《ふく》めばよいし、外出時、発作が起こりそうに感じられれば、予防的にニトログリセリン錠をとってもよい、ただ毎日発作の時間と回数を表に明示し、どんなことをしていたときに発作が起こったか、発作の程度を印で示し、それを来診時《らいしんじ》、また電話で伝えてほしいと、私は申してきた。

K夫人は、私の外来まで、二時間近くかかるという町田市郊外の老人ホームに一人で住んでおられる。冬になると心臓発作がふえるので、一月、二月は、電車の乗り換えの階段の昇り降りの多いコースを通院されるのを、控《ひか》えてもらっている。

この婦人から、ある日こんな手紙をもらった。

「先生の訳されたオスラー教授の『平静の心』（医学書院）を毎日少しずつ、昔東京女子大の哲学科に在学中に勉強した時のような真剣な心で、これを読ませていただいています。また、先生の書かれた、『老《お》いを創《はじ》める』を金曜日、ホームの人たちと一緒に集まって読書会をもっています。春はなかなか参りませんが、自重《じちょう》して暮らしており、あまり発作はございません。今日あたり暖かくなりうれしゅうございます。大分前、先生がお見舞いくださった隣の特別養護老人ホームで、三〇年もの間寝たきりのIさんから先生によろしくとのことです」

Iさんは、末端の関節が萎縮《いしゅく》して手足がつかえなくなるという難病をおもちの方である。K夫人は、ときどきIさんを病床《びょうしょう》に見舞われている。病人は、普通の人以上に他の病人の心がわかり、病人同士は心が通じあえる。病んでなくても病人と心を通わすことができる人間になるためには、どうしたらよいのか。

生きがいが生まれるとき

私の十月四日の誕生日に、私が長くお世話しているある患者さんから、次のような手紙をいただいた。

「超過重としかお察しできない御聖務を毎日おさばきになりながら、お誕生日を迎えられましたことを心からお祝い申しあげます。患者として、お世話いただける私共大勢の方々とともに、先生の健在を感謝申しあげます。

夫を亡《な》くして一〇年、それに八十歳という大台に入りましたこともあり、顧《かえり》みることが多いです。七十歳から八十歳までの一〇年間は、私の生涯《しょうがい》のうちで一番明るく幸せな時の重なりであったと思います。生涯、心臓弁膜症《しんぞうべんまくしょう》をもつ私が、先生の下で診察を毎月受けられる喜びのほかに、先生の御本を通して、実に多くの先人の思想に触れさせていただけることは本当に感謝です。そしてそれが、私の中にほんの少しずつでも理解させていただき、私のいのちが育てられてまいりましたこと、これが私には大きな幸せでございます。

私は九歳の時から頻尿症《ひんにょうしょう》で長年悩み、自殺まで考えました。それがなぜ昼間や乗り物に乗った時に起きて、夜間寝ているときには起こらないのか自分でも不思議でなりませんでした。後になって私の母が、この子（私）のおむつを早くとる強制教育をやったことが、逆効果を起こしたのかとも思われるといっていました。これは、今でいう心身症《しんしんしょう》ではなかったのかと、最近になって考えるようになりました。この上に先生の御診断では、私は子供の時にかかったリウマチ熱のために、大動脈弁膜症を起こし、高血圧症《こうけつあつしょう》や心不全《しんふぜん》を招《まね》いたのだと先生はおっしゃいました。先生の御指導で何とかこの年になるまで生かせていただき、時々外出もでき、感謝しています……」

そのあとに、自分は心臓病のために行動が制限されているので、電話で何人かのご老人の患者さんをときどきお見舞いし、読んでよかったと思う本を紹介したり、私がテレビやラジオで話すときには、その時間を何人もの方にお教えしています、と書かれてあった。

最後に、この方は、私がお世話している患者の友人に、「先生は、からだに重要な変調の起こった時は夜中でもいつでもすぐに御自宅に電話するのを待っておられる」と、電話で健康管理や療養のコツを話しており、それが、老《お》いの生きがいを自分に与えている、と書かれていた。

病《や》む人の病状を推測しながら、あまり長すぎないように配慮《はいりょ》して、友人の安否《あんぴ》を問うということ、これは病人でもできることであることを、この手紙は如実《にょじつ》に語っている。

私の誕生祝いのカードの中で、この手紙は、私の好きなバラの花のように、私を喜ばせてくれた。

自分の心を深く動かすもの

七十四歳の胃ガンの末期の患者のSさんは、お腹がはり、食欲がないという訴えで、私の働く聖路加《せいろか》国際病院の外来《がいらい》にこられた。検査の結果、進行したガンがあり、ガン性腹膜炎《ふくまくえん》による腹水《ふくすい》を合併《がっぺい》していたことがわかった。

その方の娘さんは、母にはできるかぎりのことをしてほしいと申しでられたが、消化器専門の主治医は、開腹手術は無駄だし、化学療法はかえって患者を苦しめるので、腹水をとり、痛みを止める対症療法《たいしょうりょうほう》で少しでも楽にすることがいちばんよいと考えて、そのことを娘さんに伝えた。

娘さんは、ことの次第をよく承諾《しょうだく》された。そして退院させるにあたり、病棟《びょうとう》のナースに「厚かましいことですが、母を励《はげ》ますために日野原先生に、御著書にサインしてもらった本を送っていただけないか」と申し出られた旨《むね》が私に伝えられた。その後、手術のできないガンだと知ったご当人から、私に次のような手紙が届いた。

「数日前には、私のために娘を通して、からだだけでなく心に悩みをもつ私に対して、先生のお書きになった『人生の四季に生きる』を御恵贈《ごけいぞう》いただき、身に余る幸せと存じます。私の一生に、このようなすばらしい贈り物をいただいたことはございませんので、このことは、肝《きも》に銘《めい》じて忘れられぬ思い出となることでしょう。この題名は私の限りある人生にいろいろの示唆《しさ》を与えてくれました。夕飯もそこそこに一気に拝読し、痛みも病気も忘れて、強い感動で生き返るような気持ちにさせていただきました。幼い時から虚《きょ》弱《じゃく》で、病床《びょうしょう》生活が多かったものですから、七十四歳の今日を迎えられたことは、蔭には亡《な》き母の献身的《けんしんてき》な世話と、お医者様方の御苦労の賜物《たまもの》と信じ、あの世に旅立ちをする日まで、人のため何かをしなければならないと思っています。せめて今の自分にできることは、若い人たちに優《やさ》しく素直に、明るく接したいと思います。

今、私の親しい友人の多くは、闘病生活をし、最近二人が先に亡くなっております。私だけが、病《や》みながらも、人生の四季の有終《ゆうしゅう》の美《び》を全《まっと》うしたいという心境を一人じめにしているのはもったいないと思い、四人の病む友達たちと共感できることを願い、御著書を四冊、友人たちに送るよう娘に頼みました。四名の友人たちはきっと御著書を読んで頑張ってくれるものと思います。

昨日外来診療に参りましたところ、廊下《ろうか》でお会いした先生方から『がんばってよ』と肩を叩《たた》いての励ましをお受けしました。有り難くて涙がこぼれそうになりました。お薬が効《き》いて、お腹の脹《は》れはとれていますが、痛みが時折やってきます。しかし、戦中、戦後の辛《つら》かった時のがんばりで我慢《がまん》して、病気と二人三脚で暮らします」

人生の四季の冬の終わりにあって、治《なお》らない病気と闘いながら他の人々のことを考え、限りあるいのちを友とともに耐《た》えて、最後まで明るく素直に生きようと努力するSさんのため、少しでも苦しみが取れるよう祈るばかりであった。

死の床から自分の心を動かした本を贈り、励ましあえる友だちをもてる人は、本当に幸せだと思う。友をもつことのよさは、齢《とし》をとり、人生の峠《とうげ》を下った冬の旅路の終わり近くに、しみじみ実感できるものだ。

私は日々、教えられている

私は、「こころの友」に五ヵ年間、約六〇回にわたって「病《や》むこと看《み》とること」をテーマに、病む心をどう感じとり、病む人にどう言葉をかけ、また、どう見舞いをし、どうお世話するかということについて、読者のみなさんと心を開いて会話してきたと思っている。

感性をもって病人を看とることの必要なことを、いろいろの立場から、また病人の状況に応じて述べてきた。それに対して、かなりの数の手紙をいただいた。

病む人自身から、また世話する家族の方から、また愛する人を失った方々からいただいた手紙の中には、悩みや苦しみ、不安の心情がよせられた。しかし、私の書いた文章を通して、苦しみの中に明るく生きていけるようになったという、私がかえって励《はげ》まされるような言葉や信仰深い心が示されたお手紙をもいただいて、感謝にたえない。

教会の経営する幼稚園に子どもさんを預《あず》けている未信者の中年の主婦の方は、その幼稚園から毎月「こころの友」をいただいたといわれる。

彼女はたまたまある日、自分の乳房《ちぶさ》にしこりをふれて受診《じゅしん》したところ、ガンが否定できないから、手術を受けるようにといわれた。

愕然《がくぜん》とした気持ちで落ちこんだ自分を、家族は励ましてくれて入院となったが、この方は、「こころの友」一年分を荷物の中に入れて入院したと手紙に書かれてあった。

その主治医はガンだとはっきりいわれなかったが、「こころの友」の中の一文で、先生の書かれたガンの病名を知っている患者との会話の文を読ませていただき、それでひどく励まされ、すぐ近くに手術する日が迫《せま》っているのに、「こころの友」の言葉は自分に非常な自信と励ましとを与えてくれた、といわれる。

幼稚園の教師の方々からは、みんなでお祈りをしていますからがんばってくださいと励まされたという。この方には、信者の方々と仲間になって祈るという行動が自然にとり入れられたのである。

ある年輩の女性からは、「病む人からの手紙」を読んで、自分のできることは何でもやりたいという思いから、死後、自分の腎臓《じんぞう》と目の角膜《かくまく》を、求める人のために献体《けんたい》したいと決心されたというお手紙をいただいた。

この方は、母上が生前献体をよく口にしていたのに、いざ死亡となると周囲のものは献体の方法を知らなかったため、つい母の意図《いと》を実現してあげられなかったことへの後悔《こうかい》の念が、自分の気持ちをいっそう強めたといわれた。献体して何がしかのお金がもし与えられれば、それはマザー・テレサの事業に捧《ささ》げたいとのこと。

これまた中年の女性からだが、私の記事の一つから、次のような生き方を学んだと書かれてきた。

「私たちの人生の意義は、長さより中身で決まるということ。自分に与えられたいのちであり、このいのちの長さは自分で決められないが、生き方は自分で創《つく》り出せることを学びました」

私は、毎日の医療の中で、病む人や周囲の方からいろいろのことを教えられている。感謝でいっぱいである。

第四章　私が人の死から学んだこと

ブロークン・ハートを包容できるもの

長年愛用していた櫛《くし》とか財布《さいふ》、カフスボタン、イヤリングが、ある日どこかに隠れてしまう。何をしていても、はてどこに置いたのかと、同じことをくり返しくり返し考えてみる。

あのときは、たしかにあった。それからの自分の行動は……といった具合に、過去の自分の行動を再現しようとする。しかし、いくら思いだすことに努力しても、同じところで考えの道が袋小路《ふくろこうじ》となる。

人が、長年身につけたものを失うと、それからの一日一日にどこか穴のあいたような落ち着きのなさを感じる。それが愛する人からもらった心のこもった贈りものであったり、かたみであったりするときの心情は、惜《お》しいとい

う より悲しみに満ちたものである。いわんや、愛する子を、親を、友を失った悲嘆《ひたん》の心を受けとめてくれるものは、なかなかない。ただただ悲しみの自己の中に滅入《めい》るばかりである。

私は、読者からこんな手紙をもらった。

「今まで病気ひとつなかった五十六歳の主人が、突然、出版社の朝の会議で意識を失って倒れ、救急入院はしたものの、意識は戻らず、反射だけの人間となり、三か月後にはついに死亡しました。

主人は長男でしたが、両親は関西に離れて住み、健在でした。義母は主人の死亡の四か月後に尿毒症《にょうどくしょう》で逝《ゆ》き、その後義父は〝次は自分の番だ〟と死への恐怖から義弟の勤めを辞《や》めさせて傍《かたわ》らにつけ、どこといって悪くないのに、いつとなく〝医者を呼べ〟と叫ぶ状態を続けました。いま八十七歳で、介助は大変ですが、考えれば可哀想な老人です。

私が今度の災難で思いますことは、先生のおっしゃるように医学には限界があり、人間には、許される有限の命と、必然の死を受容することが必要なのです。これを現実の問題として受け止めるためには、とても勉強しなければならないと思います。……」

この方は、このことができるには宗教とか悟りとかといったことだけでなく、もっと死を見つめて勉強することが必要だという意味で、「死の教育」をみんなが受けることの必要性を強調されている。

作家の曽野綾子《そのあやこ》さんが、子どものときからの「死の教育」が必要だと、臨教審《りんきょうしん》（一九八四年当時の文部省・現文部科学省が首相直属の教育改革のための諮問《しもん》機関として設置したもの。臨時教育審議会）の委員をされているとき、委員会の席で主張したが、委員会ではとりあげられなかったと悲しい表情で私に話されたことがある。

先の手紙は五十六歳の長男を失った八十七歳の父親にとって、息子の喪失《そうしつ》がどんなに老人を悲しませ、みじめにしたかの実態を示すものである。その老人によき「心の友」があったらと、私はつくづく思った。

父親より先に息子が死ぬ、これ以上の父親の悲劇はないだろう。ギリシアの歴史家ヘロドトス（紀元前四八四ごろ～前四二五ごろ）は、こんな詩を遺《のこ》している。

平和の時には　息子らは　その父を葬《ほうむ》り
戦《いく》さの時には　父たちは　その息子を葬る

年老《としお》いて、息子や娘を失った老人は、魂《たましい》が引き裂かれ、自分という人間喪失が起こる。感性の豊かな心の友以外に、このブロークン・ハートを包容《ほうよう》できるものはないと思う。

若いときから、よき「心の友」を求めて生きよう。

愛するものを失った人へ

自分の生涯《しょうがい》の中でいちばん悲しいことは何だったろうかと、みなさんめいめいが自問して、しばらく考えてほしい。考えるまでもなくある事件をいちばんに思いだす人と、はて何だろうかといつまでも考える人とがあると思う。

すぐに何かの事件を思いださない人は、大きな喪失《そうしつ》がいままでになかった人か、いくつかの事件があっても、その後、それによる打撃（たとえば、倒産、離婚、死別など）からまったく立ちなおっておられるか、あきらめの心境で無意識の中にも過去を忘却《ぼうきゃく》しようとしている人であろう。

私がここで、愛するものを失うというのは、一つは死別、一つは生き別れである。死別のほうは、時間の経過とともに、すべて人間は死ぬものであるとのあきらめのために、いまでは心が鎮《しず》まっているのかもしれない。しかし、子どもが行方不明になっているとか、愛する人から去られてしまって片想いの中に悲しみで落ちこんでいる現在をもつ人の場合は、生き別れのつらい悲しみが、いまのあなたを執拗《しつよう》に悲しませているのだと思う。

人間は、長年身につけたり、座右《ざゆう》に置いたりして思い出が大きいもの、自分の分身とまではいわなくても、自分の心やからだの一部分ともなっているものを失うと、心は空《うつ》ろになり、悲しみのほかに、焦躁感《しょうそうかん》さえもつものである。

私は、愛するものを失った自分というより、愛するものを失った友人への心のよせ方、または語りかけの言葉について、ここに何かを書きたいと思う。

まず最初にいえることは、喪失の悲しみの体験のない人は、愛するものを失った友へのアプローチに当惑《とうわく》するに違いないと思う。それは、自分には愛するものを失ったときの心の痛みが実感として迫《せま》ってこないからである。

つらい病気を経験したことのない健康すぎる人には病《や》む人の心の痛みがわからないように、また、病気で長期臥床《がしょう》したことのない医師やナースには、長い闘病で心の支えを失っている病人の虚無感《きょむかん》、脱力感がわからないように、悲しんでいる友人の悲しみや喪失の虚無感が実感されない。

このことは「迷わぬものに悟りなし」という古い言葉と相似性《そうじせい》がある。喪失の悲しみの経験が、喪失そのものの理解を生むのである。

人間が愛するものを失うという経験は、自分の心に大きな傷をもつことである。傷の痛み、疼《うず》きを自分のからだに感じるということは、悲しい体験が自分のからだの一部ともなっていることで、そのことで、友人の悲しみや痛みを本当に理解できるようになる。

つまり、自分が病気することにより、また、大切なものを喪失することによって、感性が高まり、悲しみの底にある人の心の痛みが、敏感なセンサーによって、自分に感じられるのだ。そのセンサーによって悲しみのある友人へのアプローチの態度と、言葉が生きてくるのだ。

そのような態度と言葉が、喪失を経験したことのない人間にも可能になるには、病む人や悲しい境遇にある友人をつとめてもち、訪《おとず》れ、見舞うことである。そのことによって、人間は成長していくものと思う。

自然に、平静に

　私は最近、未知の病人やその家族の方から手紙をいただくことが多い。私の講演を聞いたり、著書を読んだり、テレビをみてのご縁《えん》である。忙しいので、多くの手紙をかばんに入れてもち歩き、タクシーの中や新幹線、さらに海外旅行の機上で返事を書くことが多い。

　手紙をもち運んでいるうちに、私の心を打つ大切なお手紙が書類の中にまぎれて行方不明となり、非常に当惑《とうわく》したという苦《にが》い経験がある。

　ここに紹介する手紙は、死の二ヵ月前に肺ガンと診断され、どんどん悪化する中であらゆる治療がなされていたさ中に、私に宛《あ》てて書かれた手紙である。

助からないことが医師にはわかっていながら続けられる治療技術に、何か問題を感じておられたときに、平静な最期《さいご》を患者さんに与えるべきことを医師や医師になる医学生に説《と》いた私の放送（NHK「こころの時代」）をこの方は聴《き》かれて、手紙をよせられたのである。

ご主人の病気がきわめて重いことを知らされた私は、早く返信をと毎日思いながらも、ついそれが果たされず遅くなってしまったので、東京の近郊のお宅にとりあえず電話した。

ところが、ご病人はそのときすでに亡《な》くなっていた。そのあとすぐに私に次のような手紙が届いた。

「実はお電話を頂戴《ちょうだい》いたしました日は主人が亡くなって一五日目、私の五十二歳の今までの生涯《しょうがい》での一番寂しい誕生日でした。先生は電話で、今の私の心を支える先生の御著書を送ってくださると約束されましたが、そのお言葉を聞いた時、葬儀の時にも涙を流さなかった私が思いきりうれし泣きをしました。……」

この手紙には、いよいよ臨終《りんじゅう》というときの病床《びょうしょう》で交《か》わされたご夫婦の会話が、そのまま書かれている。死亡の数時間前に患者さんは、「起こしてくれ」「食べなければ」「膀胱《ぼうこう》カテーテルを抜いてくれ」「トイレで、用をたしたい」「血管や尿道に管を入れられているのは不自然だよ」と、大きな声で夫人に訴えられた。夫人はこう書かれていた。

「自然の中のほんの一部に過ぎない人間が、死という形をもって自然に帰る時、その死に方は自然死であるべきです。それが生き方そのものの自然な姿だというのが、主人のかねての考えであったのではないかと、私は受け止めました。今にして遺《のこ》された者として思うことは、あの（臨終の）時に、からだから全部の管を、きれいさっぱりとはずしてあげればよかった……これが私のたった一つの深い心残りです。主人の最期の私への言葉は、『スッポンポンになるよ』と聞かれる語尾もはっきりしない言葉でした。……（人間は最期には）一枚ずつ衣を脱ぎすて、すっかり裸《はだか》になる。その時こそが人生の本当の卒業式であり、みごとな自然死、そして生き方そのものであるということが、（主人の）私への最後の教えのようでした。それを伝え終えた主人の心とからだはすべて自然の姿になる。その痩姿《そうし》は何と安らかだったことでしょうか」

この手紙には、主治医の詳《くわ》しい診断書のコピーが同封されていた。

私から、教え子でもあるM子さんへの手紙

M子様、昨日、あなたのご主人が亡《な》くなったお手紙を受け取りました。私は、最期《さいご》の日までにタイミングを見て、ご主人の病《やまい》が、近代医学をもってしても治《なお》すことのむずかしかった悪性腫瘍《しゅよう》であることを、勇気をもって告《つ》げる努力をされるようにという手紙を差しあげてから、お返事を心待ちにしていました。ところが、あなたのお返事は、ご主人のご逝去《せいきょ》の知らせでした。私は、私の忠告が遅すぎたかと、それ以来不安な気持ちの毎日でした。

あなたからの今度のお手紙の中には、「よかったか、悪かったかよくわかりませんが、私は先生のお言葉に導かれて、病名をいってしまいました」とありましたね。それは、ご主人が胸の圧迫感《あっぱくかん》の苦しみに耐《た》えかね、医療不信

に陥《おちい》っているのを見かねてのあなたの勇気ある発言でした。

ご主人は、「では主治医に確かめよう」といって、主治医に本当の病名を告げてくれることを迫《せま》られたようですが、残念なことに主治医は、頑《がん》としてその病名を否定されたということをあなたのお手紙から知りました。

まだ三十三歳の若さで、これ以上生きのびることができないことをご主人は無念ながらも覚悟されて、ではせめて苦しみだけでもとってほしいと先生に迫られたご様子を、私は現場にいるような思いで受けとめました。

M子さん、あなたのご主人は、あなたと、六歳を頭に三人の子どもとを残して死ななくてはならないことを予感して、痛々しいほどに病に挑戦されたのです。病中にご主人が地方紙に投書された「子への手紙にウソを書いた私」の記事の切り取りを私は何回もくり返し読みました。

「子供たちから『お父さん、早く良くなって』とたどたどしい年賀状が届いた。それに対して、『お父さんはもうすぐ良くなります』と手紙を書いた。〝ウソ〟である。親として『ウソをつくな』といいつづけているのに、私は手紙にウソを書いてしまった。残念で仕方がない。しかし子供たちのことを思うとそう書かずにはいられなかった」

とその慚愧《ざんき》をご主人は文に遺《のこ》されたのです。だけど、あなたは勇気をもってウソを語らず、本当の病名を告知された。何ごともつきとめないと納得しないご主人の性格を知りつくされているあなたでした。ご主人がもし信仰をもつ方だと、あなたはもっと早く本当のお話ができただろうにと思います。

M子さん、私はあなたの教会の牧師さんからの手紙で、あなたが看病のために久しく途絶《とだ》えていた教会の交《まじ》わりの中に戻って、なんとか立ちあがる力を与えられていることを知り、うれしく思いました。

あなたの結婚生活は一〇年足らずでした。その大切な過去の思い出から、今日が遮断《しゃだん》されてしまったその悲しみは、まだまだ続くだろうと思います。この悲しみの中にあなたが立ちあがるようになるには、早く新しい自立の職を得ることです。あなたは、どんな看護職にも私が推薦《すいせん》できるよきものを私の大学で身につけられたことをうれしく思います。

自宅か、病院か

ガン患者の家族は、主治医からこれ以上の手が打てないといわれると、読みものや友人の話からどこかに救いを求め、万が一でも効《き》くかもしれない特殊療法を受けようとする方が多い。新聞やテレビではよく先走っての「ガン新治療法」が紹介されるが、多くは実験段階のもので確実性は薄い。

一九八七年、私が引き受けた肝臓ガンを病《や》む六十七歳の男子患者のSさんは、その前年に、東京の病院でガンの予後《よご》の悪いことが家族に告《つ》げられた。そのあと、ある人の紹介で九州の病院で新しく開発された抗ガン療法を受けることになった。しかし、容態《ようだい》は半年後にひどく悪化し、腹水《ふくすい》もたまり、意識も鈍《にぶ》くなり、からだのあちこちが痛むようになった。

そのころ、令息《れいそく》が私のところにこられて、「もう助からないガンだとわかったいま、家族のものとしては、ぜひ先生にホスピス的なお世話をしてくださる病院を紹介していただきたい」といわれた。

私は、「私の病院にはまだホスピスはない（一九九八年に二五床の緩和《かんわ》ケア病棟《びょうとう》が設置された）が、医師とナースとの協力で痛みその他の苦しみは十分にとってあげ、おだやかな人生の最期《さいご》がもたれるよう努力しましょう」と答えた。その年の十二月十日に患者さんは九州から、飛行機で羽田空港に運ばれ、そのまますぐ聖路加《せいろか》国際病院に入院された。

Sさんは長年海外生活をされた方で、優《すぐ》れた語学の才のある方と聞いた。この方は食事もよくとれず、意識もかなり低下しているので、栄養輸液や脳へのガン転移による痙攣《けいれん》をとめるための諸治療があり、自宅に帰って最期をもつことがどうしてもできなかった。

完全看護（特二類）でありながら、家族の方に泊まっていただいた。夫人が主に夜勤をされ、息子さんやそのお嫁さんたちは、昼間の患者さんの世話をされた。

私は、Sさんが、長い海外生活を引きあげて、自分の家に帰って、ほっとした気持ちをもって、安らかに、死を迎えられるようにといろいろ配慮《はいりょ》した。病気は進行して、転入院三五日目に召天《しょうてん》された。それから八ヵ月後に、故人の記念誌の寄稿《きこう》を求めて次のような手紙をいただいた。

「その節は大変お世話になり、家族一同感謝しています。勝手なお願いで恐縮ですが、先生に父の闘病中の一ページを記《しる》していただきたいと思い、お願いします。九州から先生の病院に転院の時、父の顔を優《やさ》しくのぞきこんで、何とかコミュニケートをと、英語で、〝ハウ・メニー・チルドレン・ドゥ・ユー・ハヴ？〟（お子様は何人？）と話しかけてくださった先生に、もうすでに意識朦朧《もうろう》としていた父が、その時だけははっきりと、〝スリー！〟と答えたのが、今も印象に残っています……」

一周忌《き》が親戚と親しい友人のあいだで、八八年の一月十日にもたれ、その席で故人を偲《しの》ぶ本が配られた。その中に、「父は亡《な》くなったあとでも皆様の心の中に生きているということが感じられた」と書かれていた。

臨死《りんし》患者と家族に心の平和を与える場を、近代病院の中にもつくることはできると思う。短く限られたいのちの質を高めるあらゆる術《すべ》を考え、お互いのあいだに愛の言葉を交《か》わすことさえできれば。

空虚になった心をふさぐには

　妻を失った友人に出会ったとき、それが学校時代からの友人である場合は、「寂しいだろうね」というよりほかに言葉がない。しかし、それだけでもお互いの心は通じてしまう。

　私は、妻を亡《な》くした友人を何人かもっている。患者として世話した夫人が亡くなって夫が残された例にもかなり出会った。奥さんを、長年よく世話された男性の方には、「ここまで、よくされましたね。よくも変わらない誠意と愛とで、お世話されましたね。奥さんは幸せでしたよ」といえる。

　そのとき、私と妻を亡くされた方とは、心のどこかで結ばれている感じがし、その絆《きずな》がいつまでも続くことを希《ねが》う気持ちになる。

人間は、やるべきことはやったと自分にいいきかせられる場合には、失った愛する人への思慕《しぼ》がいかに強いにせよ、親しい友の励《はげ》ましを受けて立ちあがれる気力が心のうちに起こってくることが多い。愛するものを失って空虚な心になった方には別の愛しかその空虚をふさぐことはできない。

数年前に、私の患者の一人、昔英文学を教えておられた老先生が、五〇年間ともに暮らされた最愛の夫人を亡くされた。その夫人も私の患者で、二人とも心臓病を病《や》まれていたが、奥さんのほうが、わずか二日間の救急入院で亡くなった。

ご当人は、それほど重症だと思わないで、近医のところに出かけ、勧められるままに入院したと周囲のものに語られた。少し落ち着いたら日野原先生にお知らせしようと当人は思っていた、とご主人はあとで私に話された。ところが、がたがたと悪くなり、一日の苦しみで夫人は息をひきとられた。

私は一年半ぶりに奥さんを思い出して、そのご主人にお便りをしたところ、早速お返事をくださった。

「拝啓 思いもかけず亡妻のことをお尋《たず》ねくだされ、誠に有り難うございます。他界後、時を経まして、今日このごろ、亡妻のことをお尋ねくださるのは（K夫人を除けば）先生だけでございました。今もお覚えくださいまして誠に有り難うございます。

御好意に甘え、葬儀当日のメモなど御覧《ごらん》に供《きょう》します。お目通しの上は、破《は》棄《き》されて結構でございます」

手紙の中には、葬儀の時個人の遺言《ゆいごん》とされていた讃美歌《さんびか》三六〇「疲れしころをなぐさむる愛よ」が刷《す》られたそのときの葬儀の式次第《しきしだい》が入っており、それにあわせて妻を偲《しの》んでの一文が書かれてあった。

妻は、「病勢の激しい時はよく忍耐《にんたい》し、病勢の衰《おとろ》える時は看護婦や付き添いの方に感謝した。……独立心と批判精神が強かったが、のち人生体験を積み、年老《としお》いて病苦を覚えるようになって、とみに寛容《かんよう》になってきた」とある。

私は、亡き夫人がいまでもこの方を支えていると、心底から思った。

「愛する妻を亡くすると、遺《のこ》された夫は過去を失う」といった人がある。この方は心豊かな亡き夫人と、いまでも一緒に生きておられると思う。

男性が遺されたとき

日本は世界一の長寿国となった。男女の平均寿命の差は、約六歳ある。女子が男子より五、六歳長生きするというのは、日本だけでなく、欧米の国々でも共通の現象である。

その理由の一つは、卵胞《らんぽう》ホルモンの作用で女子は男子よりも血管の細胞が若さを保つということと、もう一つは、どの国でも男子のほうが、社会的つきあいなどで不摂生《ふせっせい》をするのが短命をもたらせたと考えられている。したがって、配偶者《はいぐうしゃ》としての夫を失う婦人は多いが、その数に比べると、配偶者としての妻を先に失うという夫の数は少ないということになる。

私は、過去五〇年あまりのあいだに相当な数の患者さんの主治医として、その死にはべったが、その数多い死を顧《かえり》みると、老《お》いて妻を失った男子は、息子、娘と同居しないかぎり、寂しい寡夫《かふ》暮らしを余儀《よぎ》なくされて、人生の冬を寒々と過ごす人が多い。

自分の過去に春や夏のあった思い出とともに、豊かな気持ちで余生《よせい》を過ごせる男性は少ない。その他いろいろの理由があるだろうが、老いた男子は、老いた女子ほどに身近に友だちをもたないからである。

一九八九年初夏に、私は若くして突然妻を失った悲劇を経験した男性にめぐりあった。この四十歳前後の男性の方をどう慰《なぐさ》めてよいか、お寺での遺体との告別の後、私はその方に対して言葉がまったく出なかった。

彼の妻は、看護大学の教職であったが、三十六歳で突然死亡した。突然といっても、発病三週間後であるが、ある夜、腹部に激痛を訴えて、私の病院に救急車でくるには遠すぎたので、近くの救急病院へ入院した。

宿直外科医に開腹手術を受けたところ、胃に穿孔《せんこう》があり、しかも、そこには進行したガンがあり、肝臓《かんぞう》にも転移していた。手術後に大出血があり、再度開腹したが、出血が何時間も続き、結局ショックによる脳死状態が続いて三週間後に心臓も止まった。

無自覚のうちにガンが進行して、胃穿孔という突発事故が起こったという説明を夫は主治医から受けたが、妻の死があまりにも突然だったため、葬儀が終わっても、医学的措置《そち》に納得できず、医療に対する強い不信が続いた。三十歳代のガンの進行は早いとはいわれても、なぜ当人がそれに気づかず、彼女のからだの変調を近くにいる数多くの友人が感じなかったのだろうか、と夫は強く訝《いぶか》っていた。

葬儀は仏式で行われたが、彼女が生前どんな信仰をもっていたかは、私は何も知らない。しかし、このような突然の死に対しては、その配偶者や家族はよほど信仰の強い人でないかぎり、その不幸を受容することはまず不可能であろう。

「主与え、主とり給《たも》う」

これは旧約聖書のヨブ記一章二一節の言葉であるが、ヨブのような信仰はどうしたら与えられるのだろうか。

「わたしは山にむかって目をあげる。

わが助けは、どこから来るであろうか」(詩篇《しへん》一二一篇)

このような詩篇の言葉をもって愛するものを失った人の手を握《にぎ》りしめることとは、喪失《そうしつ》のつらい体験をもつ信仰者でなければ、なかなかできないことであろう。

ウィリアム・オスラー先生の手紙

親にとって、子どもに先立たれること以上の悲しみはない。親は子どもに先立たれると、自分の未来をなくしてしまう。若い青年が結核で死ぬということは戦前はよくあった。私自身、身辺にそのことを何回も経験してきた。

ここに紹介する手紙は、私の尊敬するウィリアム・オスラー先生（一八四九〜一九一九）が若い医師だったころ、病院で亡《な》くなった青年の母親に送った手紙である。

「この手紙でお知らせするまでにすでに御令息《ごれいそく》の逝去《せいきょ》の悲報を受け取られたことと思います。この知らせを突然受け取られてのショックは大変なものでしたでしょうが、今は、やっとそのショックから立ち直られておられると察し、少し詳《くわ》しい情報をお伝えします。

それは、二十二日の木曜日とその翌日のことでした。御令息を診察した私は、診察所見から痘瘡《とうそう》だということがすぐわかりました。土曜日には、この市の最高の臨床医《りんしょうい》ホワード先生（マギル大学内科教授）に診察に立ちあってもらって、夕方には、御令息を痘瘡専門病棟《びょうとう》に入院させました。

入院時すでに重症だとわかったので、御令息の請《こ》われるまま友人のワードさんに来てもらい、夜中付き添ってもらって、御令息の気持ちができるだけ楽になるようにしました。彼は、日曜日の朝は、少し楽そうでしたが、自分では重病だということをよく心得ておられました。御令息は自分の家族のことやお母さんのことを私に話し、平素《へいそ》、自分の聖書にマークしてあったイザヤ書四九章（シオンの回復の個所）を私に読んでほしいといわれました。私はその夕方はずっと彼と話をしたり、聖書を読んであげたりして過ごしました。……

午後十一時以降御令息の病状は急速に悪化し、ワードさんにずっといてほしいといわれ、そのうちに言葉を出されなくなりました。ただ私がまだ御令息の側《そば》にいるかどうかを確かめるために時々その体位を変えられたようでした。……

午後十二時には御令息は何か口の中でお祈りをしている様子が見られました。どんな祈りなのかはよく聞き分けられなかったのですが、『父と子と聖霊によって……』と唱《とな》えておられるようでした。その後、体を回して手を差し出されたので、私は彼の手を握《にぎ》ったところ、『本当に有り難う！』と静かにいわれました。

これが悲しくもこの青年が残した最後の言葉でした。それからは無意識となり、午前一時二十五分には、うめきもあえぎもなく死んでいかれました。

私は牧師の息子として、幼い時から『異国での見知らぬ人』にすべきことを聞かされていたので、クリスチャンとしてのできるだけの友情を最後に捧《ささ》げ、彼をあの世に送る時に『死に臨《のぞ》める人のために』の祈禱文《きとうぶん》を読みました。

以上、あなたに、愛する御令息の臨死《りんし》の場面をできるだけ簡潔な言葉でお伝えした次第です」

オスラー先生のなんといとおしみに満ちた手紙であろうか。

残された日々の過ごし方

脳腫瘍《のうしゅよう》のために愛児を亡《な》くされた母親から、次のような手紙が私に届いた。

「私は最近毎日新聞に連載されている癌《がん》末期の患者さんの記事を読んでいましたところ、日野原先生のお名前が目にとまり、二〇年前に先生の病院に看護助手として勤めたことがありましたので、先生を懐《なつ》かしく思い、急にお便りしたくなりました。

実は十一歳の娘が急に脳幹《のうかん》の腫瘍《しゅよう》と診断され、一時は奇跡的に軽快しましたが、再発してからは急速に悪化し、体の自由が全《まった》く失われ、寝たきりになりました。先生は助かる望みはないと明言されながらも、放射線療法と化学療法をたてつづけにされ、手や足の血管からは点滴《てんてき》注射を、鼻からも送管という次第でした。助からないといわれるので、どうしたら子供を苦しめる処置を止めていただけるかと思いつづけ、私の胸は張り裂ける思いでした。何時間毎《ごと》かに病室にみえる看護婦さんはといえば、意識のなくなった娘の皮膚《ひふ》を、痛覚《つうかく》反応を見るといって、つねっては出て行くので、全身あざだらけになりました。

ついに私は、先生にそれは止めてほしいと頼みました。大学病院に入れたのだから、モルモットにされたのも止《や》むを得ないとあきらめたり、それでも余りに娘が可愛そうで、いよいよ娘が召《め》される昨年末には、最後だけは送管した呼吸調節器を外《はず》してほしいと頼み、やっとそれがかなえられましたので、最後は安らかに旅だつことができました。日野原先生、愛のある看護がなされるホスピス建設の日が早くきますように。私の一生の仕事としてホスピスに御奉仕したいと思っています」

何人かの専門医が立ち合って診察しても、治《なお》ることはまったく期待されないと診断された患者さんのことを、「末期患者」と呼んでいる。

この方の娘さんのように脳の悪性腫瘍で、しかも再発して不治《ふち》と告知されたとき、医師やナースは、家族のものと一体となって、死の迫《せま》った患者さんのために、その残された日々が少しでも苦しみなく心慰《こころなぐさ》められ、生きる気力が与えられるように、チームとなってお世話する。それをホスピス・ケアという。

病人の痛みを十分に止め、その他の苦しみをとり去り、その病人がもっとも願うものを与えるために温かい配慮《はいりょ》をし、世話すること、これができる場所がホスピスなのだが、残念なことに日本には、厚生省（現・厚生労働省）がホスピスと認めた施設はわずか一〇〇あまりしかない。

この手紙のように無駄な処置で、臨死状態のご病人がかえって苦しんでいる場面が、あちらこちらの病院に見られるのが日本の現実である。

いのちは有限でも、からだの苦しみをとり、魂《たましい》が愛のケアを受けられるよう、信仰者には祈りの支えが与えられるような施設が日本の各地につくられ、そこでは温かいケアをめざして、専門職とボランティアがともに働ける場所が数多く生まれることを願ってやまない。

告知の決断

ニュースキャスターとして活躍した山川千秋《やまかわちあき》氏が、死の床で大事にされていた「病者の祈り」は前に紹介したが、彼が最初に異常を感じたのは、声のかすれだった。

大学病院に検査のために入院したのだが、一週間後に夫人の穆子《きよこ》さんは、主治医から、「ご主人の食道ガンはすでにかなり進行したもの」との宣告を受けた。夫人は、主人にガンを告知すべきかどうかに迷い、公園で神さまに祈った。一粒の麦の聖句、「一粒の麦が地に落ちて死ななければ、それはただ一粒のままである。しかし、もし死んだなら、豊かに実を結ぶようになる」が頭に浮かび、天の声を聞いたと手記に書いておられる。

勇気をあなたに与えるから、主人に受けた病名を告《つ》げるようにとの啓示《けいじ》があったという。

山川氏は大きなショックを受けたが、夫人が祈りの中に神の声を聞いたことを打ち明け、「聖書を一緒に読んで礼拝《れいはい》に行きましょう。イエス・キリストを信じて病気と闘いましょう」と熱心に説《と》いた。

その夫人の真心に打たれて、「そうか、わかった。それじゃ、君のいう通りにする」と山川氏は、答えた。

定年後は、欧米生活が長かった経験を生かしてフリーのジャーナリストとして活躍しようと意欲を燃やしていたのに、術後の経過不良のため、すべてを断念せざるを得なくなった。

山川氏は、事情があって前妻と離婚し、穆子さんとの再婚で、それまでのすさまじい生活が清算されたと告白している。夫人は、主人を信仰の道へ導くためにベック宣教師を病床《びょうしょう》で引きあわせた。死の恐怖から逃《のが》れるために安心して死ぬためには一体どうすればよいかを山川氏が宣教師に尋《たず》ねたところ、「それができるのは、神、すなわちイエス・キリスト以外にない」といわれた。

彼は、そこで過去の欺《あざむ》きの罪を素直に告白し、「死は終わりなどでは決してなく、神が私のところにきなさいといわれたときが死ぬときです」という宣教師の言葉に素直にうなずいた。

氏が亡《な》くなられたあと、夫人と子ども二人への遺書が用意されてあった。その内容の大要は次のようであった。

「穆子へ　私は地上であなたを愛した。召《め》されたあとも、永遠にあなたを愛します。そして今、主の愛の中に、新しく生き、あなたを待ちましょう。すべてを主にゆだね、二人の息子を信じてたくましく生きて下さい。あなたなら、それをやってくれる。なにより、三人には、主の愛の衣《ころも》があるではないか。感謝と、はげましと、愛をこめて、　千秋」

「冬樹へ　君の父は召された。君はわずか14才。早すぎる、つらい、悲しい、と思うかも知れない。君は、主によって、よしとされるキリスト者になると父は信じている。

「史門へ　お父さんは召された。君はわずか9才。君の父は肉は死んでも霊《れい》は永遠に生きいつも君を見守っています。そして、天国での君との再会を待っています。

父より」

お父さんより」

幼い子どもとの別れ

過日、私の年老《としお》いた患者さんが、お孫さんを急に失って大変なショックを受けられたという通知を受けた。

子どもが両親や祖父母を葬《ほうむ》るというのは、ことの順序であるが、子どもが先に、孫が先に逝《ゆ》くという場合の両親や祖父母の悲しみは、どう慰《なぐさ》めてあげてよいかわからない。

最近は、子どもの命とりとなる急性伝染病はほとんどなくなった。

私がまだ医学部を出て医局にいたころ、夏などは伝染病院に勤務したことがあるが、「疫痢《えきり》」という中毒性の腸炎にかかった幼児の四割は発病一週間内に死亡したものである。そのような伝染病の少ない今日、乳幼児の死亡の原因としては急性白血病、事故や外傷というものが多い。

救急室に子どもがかつぎこまれる。蘇生術《そせいじゅつ》をやっても助からないと、医師は両親や祖父母に病状を説明する。しかしすべて後のまつりである。

私は孫を失った祖父母の心の痛みは、その人の長い人生の経験の中での最大の苦しみであり、孫の死はこの上もない大悲劇だと思う。そのようなショックでまったくうちのめされた家族の人々、とくに、ご老人の心境は、これを言葉であらわすことは不可能である。子どもや孫をもたない若い医師やナースにとっては、この幼い子どもを喪失《そうしつ》された方々に対応するのは至難《しなん》の業《わざ》であろう。

私が戦前親しくしていた米国婦人を妻にもたれた外交官の来栖《くるす》大使は、ひとり息子の戦死を経験された。私の友人でもあった良ちゃんは、東京の大空襲にサイパンから飛んできたB29機にぶちあたって戦死された。

その来栖家の代々の墓は、いまも東京の青山墓地にある。そしてその墓碑《ぼひ》には、前にも紹介したヘロドトスの「平和の時には　息子らは　その父を葬り……」という言葉が刻《きざ》まれている。

孫の死には、祖父母は代わりに死にたいと願う、切《せつ》なる思いがある。自分は、こんなに生き延びたことのために、こんな悲劇に直面したと生を悲しまれる。

私はそのような方々に、テニスン（一八〇九〜九二）の詩を贈りたい。テニスンはケンブリッジ大学時代に、親友のアーサー・ハレムを失い、悲しみの中にあの有名なアーサーへの挽歌《ばんか》、『イン・メモリアム』（岡沢武訳）を書いた。その二七節に、

われは信ず、何事がふりかかからんと、そが真なるを
われは覚ゆ、悲しみのいと深きときに
愛して失いしが、愛せることのなきよりも
はるかまさされるを

孫をこよなく愛したという事実は、その老人の生きがいであった。その孫を失った悲しみはじつに大きいが、孫をもたず、孫を一度も愛したことのない人よりも幸福だということをこのテニスンの詩は私たちに教えてくれる。

本当の愛は、自己をひたむきに捧《ささ》げる心である。報《むく》いを望まないその純粋の愛は、愛したという経験そのものの中に報われているのである。

テニスンの詩の意味を、私は秋深いとき、この肌にひしひしと感じた。

限られたいのちの母から娘へ

会ったことのなかった熊谷《くまがい》幸子《さちこ》さんという方から、サイン入りの『いのちの限りを』（海竜社）という自著の寄贈を受けた。

本を読んでいくと、「私はいまだに自分が何を本当にやりたかったかをしばしば考えることがある。するとやはり、絵を書くことと、文を書くことに帰って行く。とりわけ世界中を旅する紀行作家になりたかった」とある。お若いときにもった気持ちを、二重のガンを病《や》んだいま、もう一度もちなおして彼女はこの本を書きはじめたという。

この著者は、父親のガン死と、妹の進行したガンという家族の大事件に遭《そう》遇《ぐう》したすぐそのあと、自分が子宮《しきゅう》ガンにかかったことを知った。さっそく子宮摘出手術《てきしゅつ》を受けたが、その後、自分の手で腹部に腫瘍《しゅよう》のあることに気づき、主治医に本当の病名を知らせてほしいと願い、それが腎《じん》ガンだと告《つ》げられ、病気のことをすべて熟知した。

この二度目の手術を受けて退院、二日目から、彼女は手記を書きはじめた。原発巣の違う別々のガンが前後して発生するとき、私たち医師は、それを二重ガンという。ガン体質をもつかもしれない患者である。この著者は、ガンとこんなに密な関係にある自分のからだからして、今後そう長い余生《よせい》は許されないと考えた。

この本の扉《とびら》には、「(娘に) わたしのほんの少しを」という言葉をよせ、五十五歳の節目《ふしめ》に子宮ガンが発見されたことから筆を走らせて、二二二ページの本を書いた。

最後の章には、「希望を繫《つな》ぐもの」と題して、娘への手紙の形で自分のいまの心境を述べている。

「遠く運ばれた見知らぬ土地 (死後の世界) の夕焼けを前に、貴方 (娘) やあなたの（お腹の）子供に手紙を書いている自分を思うと、その生の一日（許されて生きる今日）は、無限に散らばっていたこの世への慈《いつく》しみを一つの星に凝縮《ぎょうしゅく》したように、いまよりもっと悲しい輝きを放っているだろう。生きれば生きるほどさらに重く、闇《やみ》の深みから光は与えられてくる。私は、貴方（娘）や愛する人たちとそうしていつまでも言葉を交《か》わすことができるだろうか」

著者は、遠からず必ずくる娘との別れをいつも心に用意している。離れた土地に住む嫁《とつ》いだ娘が、母親に出した数多くの手紙の中の最終の手紙には次の言葉がある。

「私（娘のこと）は、今、教会には行っていませんが、求道的に生きたいとは思っています。それは自分が罪深いことを忘れないため、死を恐れないためにです。……つぎの言葉を私はママに、そして自分自身に贈ったのです。『あなたがたの会った試練で、世の常でないものはない。神は真実である。あなたがたを耐《た》えられないような試練に会わせることはないばかりか、試練と同時に、それに耐えられるように、のがれる道も備《そな》えて下さる……』(コリント人への第一の手紙一〇章一三節)」

著者は次の言葉でこの本を結んでいる。

「いつか来る長いお別れの日が、少々早いか、遅いかだけで、貴方(娘)の人生が大きく変わることはないし、……あなたは……母の死を思うことであなたの生がもっと輝き、家族への慈しみも、より満《み》ち充《み》ちてくることを私はただ願っている」と。

主治医としての悔やみ

最近のある朝、突然私の患者さんのHさんから電話がかかった。「妻が昨日急に近くの病院に入って、今朝亡《な》くなりました。生前私も妻も長く先生のお世話になっていましたので、とりあえずお知らせします。子細《しさい》はお手紙で申します」と。

亡くなったこの夫人は、もともとかなり進行した冠状動脈硬化《かんじょうどうみゃくこうか》による虚血性《きょけつせい》心臓病をもつ七十五歳の老《お》いた患者さんだったので、私は心筋梗塞《しんきんこうそく》の激しい発作のためだろうと思い、それでは仕方ないとあきらめたが、あきらめきれず、通院されていた財団法人ライフ・プランニング・センターの三田のクリニックのナースに電話して、もう少し詳《くわ》しい様子を聞いてもらった。

ナースの言葉では、夜中から心臓が苦しくなり、朝まで我慢《がまん》して、翌朝近くの病院に入院されたとのこと。主治医として、私に夜中でも電話がほしかったとひどく残念に思った。

私はさっそく夫人を失って多分茫然《ぼうぜん》としておられる七十八歳のHさんに、私の著書『老いと死の受容』(春秋社) にお悔《く》やみの言葉を添えてお送りした。それに対して次の手紙が、二週間後に届いた。

「拝啓　妻S子を御追悼《ついとう》され、御高著の扉に生前の妻をしのぶ言葉をそえられた御厚意を心から感謝します。本人は平素《へいそ》余りよい患者ではなく、御不快をおかけしたことも多かったことと思い、本人に代わりお詫《わ》びします (注・主治医の私には症状がかなりあっても訴えられることが少なく、我慢される方だと思っていた)。妻は生前より写真を選んで愛唱讃美歌《あいしょうさんびか》の番号をあげ、最後に着ていく着物を嫁にいい残しておくなど、人生の終わりを直視して何かと用意していました。葬儀は、当人がかねて希望していた通り、最も敬慕《けいぼ》していました植村環先生の牧された清楚《せいそ》な教会の会堂で営《いとな》み、愛唱讃美歌の『つかれしこころ』を歌っていただきました。妻は、日野原先生のお教えの通り、私共も生のあわただしさに溺《おぼ》れず、終わりの日を前にして、今日を心確かにいきていきたいと願っていました。

彼女の入院の二日目午前中は酸素吸入を受けながらも何かと語り、正午『頑張ったけど、もう疲れた』と申すので、嫁が『もう頑張らなくてもいいから、お祈りしてお眠りなさい』と申すと、やがて昏睡《こんすい》となり、午後三時過ぎ、息をひきとりました。周囲の者を騒がすことなく、全《まった》き平安のうちに彼方《かなた》に移されましたので、私共も平安に過ごしております」

このご主人は、次のミルトンの詩「闘士サムソン」（旧約聖書の物語）の数行を手紙の終わりに付せられた。

全《すべ》ては最善である。測りがたい
最高の知恵がもたらすものを
われわれはしばしば疑うが

常に最後には最善となることがわかる
神はしばしば姿をかくすように見える
しかし思いがけず帰ってきて
……輝かしい証《あかし》を立派にたてたのだ

一人遺《のこ》されたHさんは、この詩が心の支えになってくれると書かれていた。

ひとつの生の終わり

私は最近一般の方々に講演したり、教会での証《あかし》をしたり、著作もするので、多くの方々から毎日何通かの手紙をいただく。その手紙は、ガンを告知された患者やその家族、身障児や痴呆性《ちほうせい》老人をもつ家族からの手紙、医師から受けた診察内容についての疑義《ぎぎ》など、さまざまである。昨日いただいたある教師からの便りにはこうあった。

「八十八歳の母を亡《な》くしました。世間からは天寿《てんじゅ》といわれますが、あきらめきれぬものがあり、一筆しました。平素《へいそ》元気であったのに急に不調になり、近くの病院に入院となりましたが、わずか一週間足らずでいのちをなくしました。入院後、静脈内点滴《てんてき》注射がなされましたが、夜中に点滴の注射針をずらしたということで、手足をベッドに縛《しば》られてしまいました。それを見た時、気丈《きじょう》に生きてきた母の生涯《しょうがい》が何であったかと心痛む思いでした。人のいのちの格調をふまえての医療の質についての先生のお考えを書かれた御本に共感していた後だけに、母の惨《みじ》めな病院での最期《さいご》の姿を見せられて心痛む思いが続いています」

同じ病院でも、家族に付き添われた安らかな最期があることを知らされた別の方からの手紙が、いまもなお私の手元にある。

昨秋、七十六歳の肺ガンの婦人が、聖路加《せいろか》国際病院でホスピス的ケアを受けたいと願って入院された。この病院ではきっと心温まるケアが受けられるとの願いからであった。

検査の結果、抗ガン剤は無効と考え、対症療法《たいしょうりょうほう》だけにしたが、私は家人がいつも側《そば》でお世話もできる自宅か、近くの病院で最後の世話を受けられることをすすめた。

しばらく自宅で療養されたが、手不足で長続きせず、世話が困難になり、家人からは、私から近くの病院に移ることを、当人にすすめてほしいとの依頼があった。

私はさっそく電話した。「お母さん、日野原先生からのお電話よ」と病人に声をかけ、「お母さん、受話器をもっていくからお話ししなさい」とすすめられた。ご病人は受話器をもち、私の声に耳を傾け、うなずかれたが、声として応《こた》える力がなかった。私の指示を素直に受けて入院され、家人が交代で世話された。

その後、私に息子さんから手紙が寄せられた。

「日野原先生には、本当にお世話になりました。母はどれだけ心安らかな気持ちになれたか計りしれません。先生から与えられた精神的な支えが、病人が生きる、または死を見つめる上でいかに貴重なものであったかを、母を看《み》ながらつくづく思わされました。

痛みも苦しみも訴えることなく、静かに私の手を取りながら眠りにつきました。夢うつつのように『さようなら、ありがとう』『手をつないでいて』

とぎれとぎれにいっており、死を間近にした人間が、このような言葉を口にできたのも、母が心安らかな気持ちがもてたからと思いました。遺言《ゆいごん》通り、葬式を行わず、知人からよせられたご芳志《ほうし》を先生の計画中のホスピスに献金《けんきん》します」

なんと静かな人生の終焉《しゅうえん》かと思う。感謝と心の平和の中にこの方の生が終わった。

第五章　病院へ行くとき、見舞うとき

お見舞いのマナーとタブー

みなさんは、教会の会員やクラスメート、あるいは知りあいの方などが病気で臥床《がしょう》していているときに、入院している病院や自宅にお見舞いに出かけることが時折あると思う。

戦前には、子どもや若い人の病床《びょうしょう》を自宅に見舞う機会も多かったが、今日ではいちばん多いのは老人の病人である。それは、人の訪《おとず》れることの少ない特別養護老人ホームであったり、老人病院であったり、稀《まれ》ではあるが、自宅に寝たきりの老人である。多くは老衰《ろうすい》か、脳卒中《のうそっちゅう》の後遺症《こういしょう》を病《や》んでおられる場合であろう。

急性の病気の老人を一般病院に見舞う例もあるが、その多くは急性肺炎や心筋梗塞発作《しんきんこうそくほっさ》、または骨折のケースが多い。

急性の病気のとき、しかもそれが重症である場合、面会は病床での世話のできる家族のものに限られる場合が多く、心筋梗塞や肺炎の場合には、一般の見舞い人は面会謝絶《めんかいしゃぜつ》とされることが多い。

したがって、外の人が病人を見舞う場合の多くは、急性の病気の回復期か、慢性《まんせい》の病気や脳卒中で寝たきりの方が多い。またはこれという病状はなくても、体力が衰《おとろ》え、視力や聴力が衰えて、家の中で寝たり起きたりの生活で、だんだん弱っていく老衰の老人がお見舞いの対象になることが多い。

負担にならない心がけ

病人を見舞うときにいちばん大切なことは、その病人が、見舞いを受けることで心が和《やわ》らぐのか、または、病人は無理して会わなければならないと思っているのか、その区別を見舞い人が知ることである。病人の身体的訴え、心の寂しさ、心の悩み等の洞察力《どうさつりょく》を見舞い人はもつことが必要である。

それは、先に見舞った友人と家人から情報を受けるほかに術《すべ》はない。主治医や世話するナースからの情報があれば、いちばんよい。しかし、なんといっても大切なのは、病人の苦しみ、悩む心を、見舞う人が、見舞いの会話のあいだにどう感知するかということである。病人の心がわからなければ、見舞われる病人には負担である。

見舞う人の態度、言葉づかいがどんなに大切か、それは、その見舞う人が、平素《へいそ》から「人をいとおしむ」ことのできる心の裕《ゆた》かさと、誰に対しても謙虚《けんきょ》な人柄をもっているかどうかによるといえよう。

病人を見舞う人を、その人の行動パターンで分類してみよう。あの人を見舞ってあげよう、という気持ちをもった人は、そのときに自分の心の中をふり返ってみることが大切である。そうすると、自分の姿が鏡に映したように自分に見えてくる。たいていの人は、潜在意識《せんざいいしき》下の自己分析をせずにただ見舞う行動をするが、そこでちょっと立ちどまって考えてほしい。

①親友だと思っている相手が病気と聞いて、すぐにでも見舞いにいってあげたいと思う。
②この前自分は見舞いを受けたので、お返しに見舞いにいかなければならないと思う。
③いままで世話になった人だから、お返しの気持ちでその人を見舞う。
④これから先、息子の就職や仕事の上で世話になることがあると予想されるので、見舞っておこう。あるいは、上司だから見舞おう。
⑤昔恩を受けた人だから、いつか恩返しをしたい気持ちでいたので、お見舞いをする。
⑥その病人と同じ病気を自分もしたが、療養中の自分の体験や自分に効《き》いた療法をぜひその人に教えてあげたい。
⑦その方ともっとコミュニケーションをとりたいと思っていたので、いまその方のお見舞いをするのはよい機会だと思う。
⑧病人の両親の世話になっているので、その方を見舞う。

⑨誰も見舞う人もない孤独な老人だから見舞ってあげたい。
⑩クラブの会員だから、会員を代表してお見舞いにいく。

その他、さまざまな理由づけや動機が考えられるが、このような箇条書《かじょうが》きを頭に浮かべて、はて、自分のいまのこの見舞いの行動は、その中のどれにあたるかを、自分で鑑別《かんべつ》してみるとよい。

以上の中のどれか一つ、または二つの総合であることが多いと思う。

いつ見舞うか

病気になった人は、その病気が進行性で、高熱が続き、そしてその原因がまだ定かでないとか、痛みやむかつきが激しくて耐《た》えきれないとかいった肉体的苦痛や病気への不安が大きいときには、家族以外の人に会うことは、病人にはかえって苦しく、見舞いにきた人に無理して会うと、その後はひどく疲れることが多い。

しかし、熱やその他の不快な徴候《ちょうこう》が去り、病気が回復に向かうメドがついたときには、病人は見舞いを受けてもよいという気持ちの余裕ができてくる。見舞う人は病人の病状や気分をさぐりあてて、見舞うべきである。

知人が入院したと聞いても、入院の目的はさまざまであることを心得ていてほしい。人間ドックの検査を受けるための入院であれば、お見舞いにいくのはやぼったいことである。ただ、外部の人に病気で入院していると思われることは、仕事のため、政治活動のために具合悪いと考える人は、カモフラージュのために、人間ドックに入院すると公言する人が、ときにはある。そのような場合も、検査入院と解釈して見舞わないほうがよい。

入院直後の患者さんは、検査や処置がたてつづけにあるので、一週間くらいは見舞わないほうがスマートである。

手術を受けるための入院と聞いた場合は、手術前日や手術直後にはぶつからないほうがよい。また、手術後三、四日以内は特別な処置を受けていることが多いので、避けたほうがよい。

胃や胆嚢《たんのう》の手術では、術後しばらく胃管を鼻孔《びこう》から胃内に挿入《そうにゅう》されている患者が多い。このような状態の患者は、不自然な姿で見舞い人に会うことをはばかる人が多いので、よほど親しくないかぎり、見舞うことは遠慮《えんりょ》したほうがよい。また高熱を訴えたり、痛みで苦しんでいる病人を見舞うことも避けたほうがよい。

患者の様子を知るためには、家の人に入院中の患者さんの様子を上手に聞きだすことがいちばん大切なことである。この場合、電話などで、何という病名ですかなどとぶしつけに尋《たず》ねることは非常識である。外部に本当の病名を知られたくない人があるからである。ただ、ご様子はどうか、お見舞いにいってもよいですか、それだったら今日、明日でもか、来週くらいのほうがよいかを聞くことが望ましい。

電話などで、先方が見舞いを受けることを遠慮されるときは、花でも見舞いに届けて、病人には会わないことがいちばんよい。

お見舞いにもっていくもの

お年寄りの人の場合、植木ものは根づく（寝づく）といって好まぬ人もあるが、植木などの好きな人は長持ちするものもよい。親しい間柄《あいだがら》だと、バラが好きだとか、バラだと赤が好きだということがわかれば、なるべく固いつぼみのものがよいと思う。

それでもある患者さんは、せっかくいただいたお花の花びんの水を替えるのがたいへんだといわれるのを聞いたことがあるから、そういうことにも心を配ってほしい。病院によってはボランティアが担当しているところもある。

百合《ゆり》のような花は長持ちするが、匂《にお》いが強烈すぎてよくない。

くだものなどを病院にもっていく人があるが、糖尿病《とうにょうびょう》だと甘いくだものはよくない。一般に、入院患者には食べものは持参しないほうがよい。

お見舞いにいって、病人が急変したり、発熱したりしていたときは、病室に入ることを辞退し、家族だけに面談するのがよい。家人が病室にいなければ、花とともに、カードに短い見舞いの言葉を一筆して病室に届けてもらうと、患者は見舞いの人の心をゆかしく思うだろう。

なによりも大事なこと

友人として、入院中の病人を病床に訪れて話をするときの心得《こころえ》について話してみたいと思う。

入院している病人を見舞ってよいかどうかは、まず家族の誰かに伺《うかが》ってみることが必要である。面会謝絶になっているかどうかは家族が知っているはずである。しかし面会謝絶といわれている患者には三通りがある。

一つは、病人が文字通り重体であって家族以外の見舞い人との面会が心身に負担を与えるときである。

もう一つは、病気の内容が他にもれるのを当人や家族が懸念《けねん》したり、または、儀礼的な意味で見舞い品をもってこられることへの拒絶の意味で、面会謝絶と説明する場合である。

さらにまた、酸素吸入をしていたり、輸血をされたり、尿管《にょうかん》カテーテルで導尿をされたりしている姿は、当人も家族も他人に見せたくないという思いから、医師の命《めい》で面会が許されていないと家人から伝えられる場合も少なくない。

そんなときは、家族の人に、お見舞いしてよいほどに容態《ようだい》がよくなったら知らせてほしいと頼んで、知らせを待つ。あるいは、当人の好きそうな花を少しばかり届けてもらって、お見舞いには行かないほうがよいと思う。

大病院での面会時間は、午後や夜のひとときに限られている場合が多く、病院に電話すればその時間はわかる。個人経営の小病院では午後や夕方などは時間の制限のないところが多い。家族が付き添っている場合は、なるべく家族のいる時間がよく、家族に前もって電話しておけばよい。

これはすでに述べたことだが、お菓子やくだものなどは、もしも糖尿病などがあれば、それらのものは制限されているので、一般に食物の持参は感心しない。家庭療養中の病人には、とくに病人が食べるものというわけでなく、家族への手みやげということで大げさでなく、ちょっとしたものですますのがスマートである。

病室に入る前に、できればナース・ステーションで病人の具合を伺って、面会が無理であれば、付き添っている家族だけに会って帰るのがよい。当人の病気が、悪性だったり、複雑な場合は、会話は病気の内容に深入りしないほうがよい。

むずかしいのは、病人との会話である。良性の腫瘍《しゅよう》の手術（子宮筋腫《しきゅうきんしゅ》、前立腺肥大《ぜんりつせんひだい》）や白内障《はくないしょう》の手術、骨折、肺炎や心臓病の回復期であれば病気にふれてもよいが、ガンや白血病、その他の悪性の病気であるときは、当人に、または当人の側《そば》にいる家族に聞きこむことは避けたほうがよい。

病床でのお見舞いの目的は、寂しがったり、孤独だったり、心がふさぎがちの病人への慰《なぐさ》めである。親しい仲間の友であれば、また老人であれば、手を握《にぎ》ってあげ、あなたのことをお祈りしていますと、やさしい言葉を添えることがいちばんよいと思う。

自分の病名を知らない人には

普通の病気、たとえば肺炎とか糖尿病、骨折、慢性関節リウマチ、狭心症《きょうしんしょう》、白内障などの病気の場合は、患者は自分の病気はこれこれだと自らの病名を見舞い人に知らせることが多い。したがって、見舞い人も楽に話ができる。

しかし、ガン患者でありながら、ガンと告《つ》げられていない患者との対話はむずかしい。内心はガンを心配しながらも、主治医にそれを聞きこむ勇気がない人が多いからである。

病名がはっきりしたガンと決まっている場合には、主治医はたいていは病人にもっとも近い配偶者《はいぐうしゃ》か親に真相を告げる。ただし、病床にいる老《お》いた親には、病名を告げて悲しませることは控《ひか》えたほうがよいと考えて、親には内緒《ないしょ》にしようと家族に根回しすることがある。

壮年《そうねん》の息子さんがガンになった場合、主治医は父親には病名を率直《そっちょく》に話しても、母親には、急いで告げると母子間に感情が流れて病人がガンに気づくのを医師はおもんぱかり、病名を告げないこともある。

日本では、病む当人に対して、不治《ふち》の病としてのガンの病名を告知することは、長年のあいだタブー視されていた。そのことのために、患者の母親や祖母にまでガンを告げることを医師は躊躇《ちゅうちょ》するのが実態である。

以上のことを考慮《こうりょ》に入れて、ガンと知らない、しかしガンを疑い、恐れている患者を見舞う場面を想定すると、この短文で、もっともよい見舞い人の言動は何かを、割りきって述べることはできない。しかし、病人のお見舞いには次のようなことを考慮しておくべきである。

ガンの心配をもつ病人は、何かのきっかけを求めてガンを否定したいという心境になる。しかも、親しい友人、とくに仕事と関係のある友には、やせ我慢《がまん》をはる言動が少なくない。

「俺、ガンかもしれないよ」とはなかなかいえないのが普通である。この人、ガンを心配しているのか、この人、こんなにやせてきたのに、どうしてガンに気づかないのかと、見舞い人が訝《いぶか》ることもあろう。

そのような不安定な心境にある病人には、何か、病気から離れた話題をとりだし、病人が関心のあることがらや、病人と親しい友人の消息を伝え、病人が何か心配げに自分の容態《ようだい》を話すとなれば、静かな表情で病人の言葉を受容し、うなずき、よき聞き手になることが望ましい。そして、「また来ますよ。もっと元気になってね」といったような、温かい言葉を忘れず病床を去ってほしい。

病床に本などが置かれてある場合、それがどんな内容であるかを尋ねることでも、会話のよい糸口が得られるかもしれない。不治の病人を見舞うときには、病人がどんな花が好きか、どういう雑誌が好きか、どんな類《たぐい》の本や音楽が好きかを、あらかじめ勉強しておくことが望ましい。

すでに告知を受けている人には

日本の医師は、乳ガンや子宮ガン、またはごく早期の胃ガンのほかは、

「あなたの病気はガンですよ」という表現で、患者にガンを告知することはそれほど多くはないと考えてよい。

ときには、「手術した後調べたら、前ガン状態だったので、本当によかったですね、もう一ヵ月発見が遅れていたら、ガンになっていたでしょう」などといわれた方があるかもしれない。そういわれたときは、まず早期ガンといわれたと思ってよい。

ただ手術したらポリープでしたといわれたとき、本当のポリープならよいが、ときにはガン化したポリープもあるので、そうだとするとガンと同じである。勇気があれば、「先生、ガンではなかったですか」と患者側から踏みこむのがいちばんよいと思う。

医師は、病名はガンであっても、なかなか面と向かってはガンとはいいにくく、少し悪性がかった腫瘍だからいまのうちに手術したほうがいいでしょうなどといって、手術をすすめることが多い。

その点、アメリカ人は、二世の日本人の場合でも、本当の病名をいうことが国民常識とまでなっているので、まずガンだと思って間違いないでしょうとか、肺のレントゲンの影はガンだと思うというように、医師としてずばりいいやすい。

近日、ガン専門病院の院長と話をし、先生のところは病院名にガンという字がついているのですが、先生の病院に入院して、ガンと決定している患者さんのどれくらいの方が、自分はガンだということを、たとえ医師から告げられてなくても知っているのですかと尋《たず》ねたら、ガン患者の九割は、自分はガンだということを知っているようだと話されていた。患者さんは、自分はまずガンだと思っていても、周囲の人に、また見舞いにくる人に、自分はガンですと面と向かってはいおうとしないのがたいていの場合だと、その先生はいわれた。

ガンの患者を見舞う場合、自分はガンですといいきる人と、ガンだと知っていても、悪い病気かもしれないなどという人とがある。だから、入院の方がガンだということを家族から聞いてお見舞いにいく場合、その患者はガンと知っても、人にはガンという言葉を使いたくない人が多いことを一般人も知るべきである。

ガンだと知っている、または強く疑っている患者さんを見舞っての会話は、非常にむずかしい。「自分はガンなのよ」と患者さんからいわれると、見舞ったほうはドギマギする。そんなときは、「そんなことはないでしょう」とか「そんなに悪く考えすぎないほうがいいよ」などというのは避けたい会話である。「本当?」「そうなの?」とか、短い言葉の最後の語調で患者の心と同調するのがいちばん自然である。

「どうしてそう思うの」と、相手の言葉を否定するよりも、一応受け入れて、少し聞きこむというほうが自然である。患者の不安や恐れが感じられれば、「私も心配しているのよ」と同調し、キリスト者同士であれば「いつもお祈りしているの」とやさしく話すのがいちばん自然な会話だと思う。

よりよい医療のための医師・ナース・患者の関係

病人は、外来《がいらい》診療でも、入院治療でも、担当の医師に話したい、身体的またはは精神的な訴えをいろいろともっている。しかし、患者という側に立つ弱者は、どの程度に具合の悪い状況を話してよいかを思案《しあん》することが多い。

医師のほうは、なぜ大切なことをはじめに話さないかと叱《しか》りつけることがあるが、患者という立場にある病人は、これをいってよいか、こんなことを聞いてよいかと迷うことが多い。

先生はとても忙しそうにし、診察室にかかってくる電話へもぶっきらぼうに返事をしているのを聞くと、こちらも落ち着かなくなり、つい、いいたいこと、いわなくてはならないことさえ控《ひか》えてしまうことが多い。

そのような先生には、どうアプローチしてよいかがなかなかわからない。いいたいことを医師にいえなくて、つい帰りに、ドアの外でナースに聞きたいことの一端《いったん》を話すと、どうしていわなかったのかと、ナースにまでつっけんどんにされる。これでは、病院通いに神経が疲れてしまうわけである。

医師が忙しければ忙しいほど、患者は、何を訴えて来院したかということを、最初はできるだけ簡潔に述べ、医師とゆっくり話す時間があれば、追加して詳《くわ》しく話すべきである。

受診《じゅしん》を待っているあいだに、自分のからだの具合の悪い状況を整理し、できるだけ日時をはっきりさせて、順序よく話すことが必要である。そのためには、あらかじめ、家を出る前に、病歴のメモや、病気について、聞きたいことを箇条書《かじょうが》きにして手元にもっていると、安心して要領よく話せる。

以上は病歴を述べる際の注意であるが、病気の説明や医師のすすめる手術に関して、どうしても知りたいこと、合点《がてん》のいかぬことがあれば、勇気をもって、その問題の中心がはっきりわかるように医師に話すべきである。

医師は、この患者には本当の病名を知らせないほうがよいと思っている場合、病気の説明がすんなりいかずに、ぎごちない点が窺《うかが》えることがある。このようなときに、末端的《まったんてき》なことをくどくど尋《たず》ねられると、医師は、そんなことは任《まか》せておけばよいのですよ、私を信用しないのかと、高飛車《たかびしゃ》に出ることもときにはあることを、病人は知っておいたほうがよい。

たとえば、もし自分はガンではないかと思っている患者の場合には、「私には、生活上のことでいろいろ責任のあることがありますので、もしや悪性の病気か、またはその疑いがあれば、はっきり知らせてくださいよ」と自分の思いを、できるだけ早く、はっきり医師に伝えるのがよいと思う。「私は心配性ですから、夫とか子どもに何でも真実を話してください」といってもよい。

手術が必要だといわれたとき、患者のほうでは、手術を受けるにしても、名の通っている自分の知りあいの先生にやってほしいというときもある。その場合は、どこまで本当のことをいまの主治医に話してよいか迷うことがある。そのようなときは先生についているナースに、ざっくばらんに心のうちを述べて知恵を借りるとよいと思う。

患者側が心がけたいこと

患者が医師を心から信用し、医師もまた自分には大切な患者さんと思って、責任のある態度で患者の問題を解決するといった、病人と医師とのあいだのよい関係をどうしたらもつことができるか。これはお互いの配慮《はいりょ》でなされるべきだと思う。

ここでは、患者が医師にどう対応すべきかについて、患者の側ではあるいは気づいておられないかもしれないことについて、述べよう。

医師が自分の病気について、納得がいくように話してくれないことがある。それには理由がある。

①医師があまり忙しすぎて、患者や家族にゆっくり話す時間がない。

②それ以上突っこんで、患者に病状や手術手技、手術によって起こる合併《がっぺい》

症《しょう》や、入院期間、費用のことなどを説明すると、患者や家族はかえって心配するので私に任せておいてほしい、悪いようにはしないからといった、医師の少し思いあがった心情で、医師が、情報をはっきり示さない。

この二つの場合がある。医師に時間がとれないと思ったときには、話しやすいナースの助けを借りること、これだけのことは知りたいといったメモをナースに渡すことも一案で、そのことは前項にも述べた。

医師の側では、そんな専門的な医学的内容を話しても無駄だと思いがちであるが、医師が砕《くだ》いた日常語で解説すれば、そしてときには紙片《しへん》に図説すると、説明を受けた側には納得がいく。そうされた患者はいっそう医師を信用するようになる。

患者はそれを受けて、新聞、テレビ、解説医学書、そしていまではインターネットで勉強しようと努力すれば、かなりの医学情報が習得できる。病気についてのよい解説書に何があるかはナースに聞いてほしい。またナースに手伝ってもらって、納得のいかない医療内容の中で、何が知りたいかをはっきり医師に伝える努力をしてほしい。

病気がこじれて、主治医以外の専門医に立ちあい診察を頼みたいという願いが患者側に起こることがある。そんなときは、知人や親戚《しんせき》の紹介で○○先生の意見を聞いたらといわれ、自分や家族もそうしたいと思っているということを、主治医にはむしろ率直《そっちょく》に告《つ》げたほうがよい。そんなことはいえない、恐ろしくて……などと考えて悩むことは愚《おろ》かである。

そう主治医に告げたとき、「あなたの希望する先生にも診《み》てもらってください。その先生に私もお会いしますよ」といわれれば、その主治医は本当に信頼できる先生と思ってよい。

その医師が立ちあい診察を拒否するような態度を示す場合には、主治医として今後も世話になる方針を変更《へんこう》したほうがよいかもしれない。ぜひ、もっと勇気を出していまの主治医と話しあってほしいと思う。

一人の患者がいくつかの病気をもつ場合、内科、整形外科、皮膚《ひふか》科などの専門科別に受診している場合がある。そのようなときに、主治医的なかかりつけの医師には、できるだけ他科医から受けている診断や治療情報を積極的に伝えるべきである。そのことが医師、患者関係を円滑《えんかつ》にするものであるということを心得《こころえ》てほしい。

不安なことは早く外に出す

日本では、病床数《びょうしょうすう》に比べて、また外来患者数に比べて、医師の数はアメリカよりも少ない。病院の医師は、入院患者と外来患者を受けもつが、外来患者数は、日本の場合、アメリカの何倍も多いので（アメリカは処方箋《しょほうせん》が長期出されるが、日本では薬は二週間に限られるものが多い）、医師が患者を診察する時間が非常に短く、三分診療ということも多い。

患者は医師にゆっくりからだの調子を話すことができず、診察も血圧だけとか、おなかだけの診察とか、ワンタッチのことが多い。忙しそうな医師の言動に対して患者は聞きたいことも聞けない。

それだけに、患者や家族は病状のこと、検査の内容のこと、食事のことなど、医師には聞けないことをナースには聞きたいと思っている。とくに病気がガンではないかと案じている人は、体温を計ったり、採血をしたり、食事を運んでもってくるナースに聞きたいことは山ほどある。しかし、患者や家族は、忙しそうに立ちふるまうナースに対しても、つい聞きそびれてしまう。

いちばん聞きやすいのは、実習にくる看護学生や病室を掃除にくるハウスキーパーなどだという。私は、ナース教育を五〇年近くやっているが、いつもナースには自分でしゃべるよりも、聞き上手なナースになってほしいといってきた。

患者は、病気のことなどでひとこと聞きたいと思ってその質問の機会をいつも待っている。そこで私は、患者側の方に申したい。もっと勇気を出して、聞いてみなさいと。それには、前述したように、聞く内容をはっきり整理しておくことが大切なのである。

そして、こんなことを主治医か教授の回診のときに聞きたいのだが、どういう聞き方をすればよいかといった具合に、ナースに対してはもっと遠慮《えんりょ》しないでフランクに相談してほしい。そして、その勇気を医師にも上手に発揮して、不安なことは早く外に出すことが、心の不安を解決するとともに、その他の医学的な問題を解決するためにいちばんよいことだと思う。

ナースの大きな役割

大学セミナーハウスの名誉《めいよ》館長の飯田宗一郎氏が主宰《しゅさい》されている三輪学苑《さんりんがくえん》の発足満七年の記念のパーティーに出席した。三輪学苑とは、「報《むく》いを望まで、人に与えよ」との讃美歌《さんびか》の精神を印度《インド》哲学の大家《たいか》の中村元《なかむらはじめ》先生が、「三《さん》輪清浄《りんしょうじょう》」という仏語であらわして、これを社会人の生涯《しょうがい》教育のコースに命名されたものである。

三輪学苑は英語で「ザ・ガーデン・オブ・ウィズダム」と訳され、単なる耳学問の知識を得る勉強会でなく、本物を謙虚《けんきょ》に身につけ実践することを期しての同志の集まりである。

三輪とは――中村元先生によると――奉仕する主体（施者《せしゃ》）と、奉仕を受ける客体（受者）と、奉仕の手段となるもの（施物《せもつ》）との三者のことであるという。もしも、「自分はあの人に、このことをやったのだ」という思いがあるならば、それは清らかな慈悲《じひ》から出たものではないといわれる。

私は、この学苑の趣旨《しゅし》のパンフレットを読んで、医療を与えるものとしての医師、ナース（医療提供者）と、これを受ける患者とその家族（受療者）と、手段としての医学・看護のサイエンス、この三つをモデルにはめて考えてみた。

いまの日本の医療では、患者は医師に心おきなく病状を訴えるのに気づかいし、何が自分に提供されるのか、どういう医学の内容、すなわち診断、検査、手術、薬剤、病気の見通しといった医療の手段の内容の納得のいく説明がなされない。そして、患者やその家族は権威の前に卑屈《ひくつ》にならざるを得ない。

三分診療といわれるまでに、医師と、患者やその家族とのあいだにコミュニケーションがなくなっていることがよく見受けられる。そんなとき、ナースは、医師と患者とのあいだに入って、患者のもつ問題や、家族の案じる問題を医師に伝達することがなされれば、日本の医療システムの欠陥も少しは少なくなるであろう。

ナースは、いつも医療を受けるものの側に立って、患者や家族が聞きたくても聞けず、知りたくても知らせられない情報を上手に医師から聞きとって、これを伝えるはたらきをやってほしいと思う。患者の家族に、もっと勇気を出して、病気のことや、薬の副作用のこと、そして、また入院についての費用や医師への上手なアプローチの仕方を教えてあげてほしい。

医は商《あきな》いであってはならない。三輪が清浄になるためには、聖書の黄金律《おうごんりつ》「凡《すべ》て人に為《せ》られんと思ふことは、人にも亦《また》その如《ごと》くせよ」（マタイによる福《ふく》音書《いんしょ》七章一二節、文語訳）をみんなが心に銘記《めいき》し、実践すべきだと思う。

ナースにも、患者や家族はものが聞きにくいことがある。病室に入ると、点滴《てんてき》注射の薬の滴数ばかりに関心があるナースもときに見られる。あまりに忙しすぎるためだろうか。患者や家族に声をかけ、何か問題はありませんか、お医者さんにお伝えしたいことはないですかとやさしく語りかけ、静かに戸を締めて出ていくナースがほしい。

やさしく、明るく、気転のきくナース像が患者や家族をどんなにか力づけるものと思う。

ホスピスをめぐって

私は、東京に独立したホスピスをつくることを願って募金や計画案の作成をしてきたが、その準備のために、一九八八年に、北米を約二週間旅して、あちこちのホスピスの現状を視察した。

カナダのモントリオール市にある、マギル大学医学部の教育病院のロイヤル・ヴィクトリア病院は、もう一〇〇年以上もの歴史のある古めかしい建物である。この中には泌尿器科《ひにょうきか》のB・マウント教授が企画したパリアティブ・ケア・ユニット（これはガン末期患者の痛み、その他の不快な症状を軽くして患者を楽にさせることに専念する病棟《びょうとう》というところから、北米では「緩和《かんわ》病棟」と命名している）を訪問した。

ここでは、一六人のガン患者が入院し、過半数は個室である。入院患者の訴える痛み、その他の不快な症状を薬物その他でおさえ、医師やナースや牧師、神父またはソーシャル・ワーカーらは協力して働くことにより、チームワークをとりながら、患者を身体面、心理面、社会面から支え、心の安らぎを保たせるように工夫している。

病棟には、普通の家庭に見られるような食堂があり、家族は病人がほしいという料理をキッチンで調理できる。患者が希望すれば、家族やボランティアの援助により、どんな時間でも好きなものが好きなだけ得られる。

その食堂では、主治医やナースは患者または疲れた家族のものと、ゆっくり胸襟《きょうきん》を開いて話しあえる。廊下《ろうか》には一台のピアノが置かれ、開いたドアからは、音楽療法士の奏《かな》でるピアノが聴《き》けるようになっている。

この音楽療法士はピアノのほか、フルートを奏《そう》する。悲しみや苦しみで心が安らかでない病人は、音楽療法士から好きな音楽のＣＤを借りて、耳近く聴くことができる。この病棟にはいろいろの国から移民した人たちも入院し、生まれや育ちがそれぞれ違うので、その人の気持ちや国民性に向いた音楽を音楽療法士は選びだし、患者の耳に流していた。

音楽療法士は、患者の病気の知識や、残された寿命《じゆみよう》、人間関係その他、さまざまな患者の内的な心の動きを十分に洞察《どうさつ》できないかぎり、よい音楽を提供できない。この音楽がうまく患者の心にミートするとなると、患者の肉体的な痛みまでもが音楽によって癒《いや》される。薬以外に、音楽によって、睡眠導入の効果が認められることもある。

たまたま、私たちが訪れた朝、ガン患者の一人が死亡したが、患者が亡《な》くなると、二人部屋の場合はその患者を個室（憩《いこ》いの部屋）に移し、そこで家族とのお別れがなされる。平素《へいそ》この密室では、耐《た》えかねる悲嘆《ひたん》の心をもつ家族の誰でもが一人きりで、自分の感情を外に爆発させることが許される、という説明を死体の置かれたその部屋で受けた。

この病棟では、患者の病状が悪くなったときは、家族はその病室に予備のベッドを入れてもらって患者と一緒に休むことが許される。

私が見たすばらしい情景

このカナダのモントリオールの大学病院にあるガン末期患者のための緩和病棟（内容はホスピス病棟）には一人平均二週間入院しているが、病状が落ち着いたものは、在宅ケアに移される。訪問ナースは、一時的に退院した患者、総数約七〇人の訪問を分担する。またそこには、外来《がいらい》診療の部門があり、ボランティアが自動車で患者を送り迎えもすると聞いた。

緩和病棟には約一〇〇名のボランティアが登録され、これが四つのグループに分けられて、その中の一人一人が週に少なくとも四時間のサービスをするということが約束されている。

ボランティアというと、日本では掃除、片づけなどの仕事を施設の責任者から与えられ、それをやっているところが多いが、このロイヤル・ヴィクトリア病院のボランティアには直接に患者に接する仕事が与えられている。患者の必要とする品物を外で買ってきてあげるとか、患者の出したい手紙を代筆してあげるとか、また実際に患者と深く話しあう機会も与えられている。

病棟では平均二人のナースが一人の患者を担当していたが、さらにボランティアが病床《びようしよう》の患者に直接ふれての看護の助手役も務めている。この場合、病棟の看護婦長は、病人の心身の両面からの問題点を、毎朝テープレコーダーに録音しておく。

ボランティアが毎日の仕事に参与《さんよ》するために、病棟に出かける前には、必ずこの婦長が録音した申し送りを聞きとって、患者についていろいろ知らなければならない情報を得る。ボランティアも専門家も一緒になって患者のケアを心おきなくやっている情景は、まことにすばらしい。

この病院は、ヴィクトリア女王の名前をもつ私立病院だが、同時に医学生、看護学生、さらに卒業後の医師の教育病院になっており、学生や若い医師が少数ずつあてがわれて勉強の場となっている。

私たち、ライフ・プランニング・センター企画の一四名のホスピス見学団には、医師、ナース、看護学生のほかに四名のボランティアの女性も参加し、七名ずつ二班に分かれて病室やキッチン、広間、音楽療法士の部屋、牧師や神父、ユダヤ教のラビ（教師）のいる部屋、外来診察室、カウンセラーが患者や家族とインタビューする部屋などを見学した。

どの部屋も机や棚は小ぎれいに整理され、各部屋には美しい絵がかかげられていた。この緩和病棟では、ナースの歩き方も静かだし、電話の声も少なく、病棟というより、まったく憩いの家といった感じである。

病室のドアはいつも少し開けられていて、廊下《ろうか》から室内の患者の様子が窺《うかが》える。大きいホールにはいくつものソファーが置かれている。週に一回はそこで静かなリサイタルが催《もよお》され、患者はストレッチャーや車椅子《くるまいす》でそこに集《つど》う。ボランティアの音楽家が演奏に加わるそうである。早くこのような施設をつくりたいと思った。

完備された受け入れ態勢

カナダの西海岸にあるバンクーバー市の港から連絡船で二時間ばかりのと

ころに、ヴィクトリア島という美しい大きな島がある。この島のヴィクトリア・ホスピスを訪《おとず》れたのは、一九八八年九月上旬のことであった。

このヴィクトリア・ホスピスは、町の総合病院の構内に建てられた病床八つの小さなホスピスである。ここはカナダに建てられたホスピスのうち二番目に古いもので、一九八〇年に実験的に建てられたものだという。

八床にはガン末期患者のほかに、死期の近い神経系統の不治《ふち》の病気や、エイズを病《や》む患者が入院している。死ぬまでここに入院しつづけるというのでなく、症状が悪化したときに二、三週間入院し、症状が緩和されれば、自宅か、町の中にある老人ホームに移される。そこにナースやソーシャル・ワーカーが訪問し、自宅療養の指導をしている。

悪化すればいつでもホスピスに入院できるが、八割の人は自宅というその人にとっていちばんよい環境で生涯《しょうがい》を終え、二割が施設としてのホスピス内で死ぬという。

自宅で生を終わらせたいと願う人には、ホスピスから医師やナース、PT

（理学療法士）やOT（作業療法士）それにボランティアが訪問して、お世話をするのである。入院は八名でも、ホーム・ケアの対象となっているものをあわせると、総数四六名の患者がホスピス的なケアを受けている。

ここには、一人のホスピス専門医、これを助ける数名の、地域で開業するボランティアの医者、ナースは婦長以下七名のほか、パートタイムのナース六名。それにボランティアとしては一〇〇名もの多数が登録している。

ボランティアはホスピス内でナースを助けるほか、家庭訪問にも参加して家事の手伝いや、患者の話し相手となり、また買いものなどを手伝って病人の生活を助ける。患者が亡《な》くなったのちのナースの役割は、家族と悲しみをともにし、家族の立ちなおりを援助する悲嘆《ひたん》サービスの役を引き受ける。

ホスピスのボランティアは、残り少ない日しか許されていない患者の心の寂しさや不安を、高い感性で受けとめなければならない。したがって、ただお手伝いをしたいといって申しこめばできるのでなく、そのような対人間行動がうまくできるかどうかが、面接によってチェックされる。

ボランティアとして採用されるには、最低一週間に三時間、しかも六ヵ月は続けて参加できることの約束がされなければならない。採用される前に、一〇週、三五時間の講義、指導を受けながらの体験学習が義務づけられている。

カナダは、英国同様、医療費は国費によってまかなわれているが、ホスピスは普通の病院以上に人の手と心とお金を要するので、素人《しろうと》のボランティアのほか、医師やナースのボランティアの献身《けんしん》とそのこまやかなケアが期待されている。毎年大がかりな募金活動も行われている。

ボランティア活動の日本とカナダとのたいへんな差をひしひしと感じた。夏期の一日、町の中の八つの公営のプールが一日無料で開放されるが、五〇メートル泳ぐごとに一ドル献金というキャンペーンがなされていた。こういう活動が住民参加の心を高めているのである。

第六章　医師である私の使命

どう人生をデザインするか

わたしは山にむかって目をあげる。

わが助けは、どこから来るであろうか。


詩篇《しへん》一二一篇の詩人は、このようにうたっています。

私たちは高い山を仰《あお》ぎつつ、心の中で大声をあげ、「わが助けはいずこより……」と叫ぶことがあります。

その叫びに、こだまがかえってくるかどうかわかりませんし、ときには目をあげてはいても、視界の届く範囲では仰ぐべき山が見えないこともあるでしょう。

実際にはたとえ信仰をもっている人でも、そのような場面に出会うことのほうが、むしろ多いというふうにいえるかもしれません。

この一二一篇の最後は、次のように結ばれています。

主は今からとこしえに至るまで、
あなたの出ると入るとを守られるであろう。

これは非常に示唆《しさ》に富む言葉です。私たちの人生にとって、「生まれる」ということが「出」になります。しかしこれは、私たちの意図《いと》で生まれたわけではないのです。

人間は一人で生まれて、一人で死ぬ、といいますが、生まれた子どもは孤独を知りません。しかし「入る」とき、私たちは孤独であることを感じながら、死ぬのかもしれません。

人は、その生涯《しょうがい》の中で、つらい孤独な時期がいつかあったかもしれない。

しかしもっとも耐《た》えがたい孤独を、人間は最後に経験しなければならないのです。

人間にとっての最大の事件

「人間は万物の霊長《れいちょう》である」といわれます。それはおそらく、自分が必然的に死ぬのだということを、生きているうちに心得《こころえ》ているのは人間以外にない、というところからいえるのでしょう。

生涯のさまざまな事件の中で最大の事件は、「私が死ぬ」ということです。そしてそれは遠からず自分に必ずくるということを、すべての人が知っているのです。

厚生省（現・厚生労働省）から、「ターミナル・ケア」という言葉を、末期とか終末ではない、別の言葉に翻訳できないものだろうか、という問いあわせがありました。

しばらく考えた後、私の心に浮かんだのは「有終《ゆうしゅう》の美《び》」という言葉でした。

人間は終わりのある、「有終」の人生を生きるものです。私たちはそれを避けることはできません。しかしその最後が、本当に美となっているでしょうか。私は、それを考えるのがターミナル・ケアであり、ホスピス・ケアであると考えました。そして「有終の医療をめざして」という言葉を提案したのです。

この講演にあたり、私はご参加のみなさんにアンケートを書いていただきました。統計によると年齢層は次のようになっています。

十代	2パーセント
二十〜四十代	10パーセント
五十代	28パーセント
六十代	35パーセント
七十代	20パーセント

八十代以上　5パーセント

ここにおられる方の九割は、五十歳以上ということになります。次に、結婚をされている方の約三割は配偶者《はいぐうしゃ》を失われています。

信仰歴はどうかというと、四〇年以上という方が三六パーセント。七割余の方が二〇年以上の信仰生活を送っていらっしゃる。これもこの集団の大きな特徴です。

けさの祈《き》禱会《とうかい》で隣に座られた方が、こんな話をしておられました。五十三歳で奥様が膵臓《すいぞう》ガンで亡《な》くなられて一年足らず。その傷はいまでも非常に深く残っている。どうしても、生きるための充実した感じをもつことができない、と。

しかしながら、ここにきておられる三割の方は、そういうことをすでに経験しておられます。

私たちは悲しみに沈《しず》んでいると、なかなか立ちあがれません。そんなとき前に配偶者を失った心の友が、「あなた、元気出しなさいよ」といって、後ろから背中を押しだしてくれれば、その人はまた歩きはじめることもできるのです。そういう祈りの友、心のはらからをもつことは、私たちが生きていくうえで、肉親の兄弟姉妹をもつ以上に深い意味をもちます。

さて、それでは「生きがい」についてのアンケートの答えは。

第一にあげられた、「信仰生活」という方が女性では約半数。男性は約六割。その他、女性では「ボランティア、奉仕活動」「家族、子ども」がそれぞれ約一割。男性の場合、その次に多いのが「仕事」で約四割。「家族、子ども」は約一割です。

知りあいのある老婦人がこんなことをおっしゃっていました。子どもに早めに遺産を分けて後悔《こうかい》している。早く渡しすぎて、子どもとの縁が切れてしまった、と。子どもからの報酬《ほうしゅう》や愛情で余生《よせい》を送るつもりだったのに、その願望がはずれて失望しているのです。

私はその未亡人にいいました。あなたの子どもたちが遺産を相続できる年齢になって、それをあなたに返すことをではなく、何の関係もない人のために返すことができるよう祈りなさい、と。

私が卒業しました関西学院の創設者、W・R・ランバス博士は、こんな言葉を遺《のこ》されました。――「祈りは人間の到達できる最高峰《さいこうほう》だ」

私は山へ行くと、そのランバス先生の言葉を思いだします。祈りとは、自分の望みがかなうことではなく、より多くの人、必要としている人に分かたれるよう、願うことではないでしょうか。

それが成就《じょうじゅ》されるのは、みなさんが亡《な》くなった後かもしれません。それでもいっこうにさしつかえないのです。その祈りは、みなさんが予測していたよりずっと大きい形で応《こた》えられるかもしれません。

「午後の人生」をどのように過ごすか

みなさんの中で、女性の方は約四分の一がなんらかの形でボランティア活動をしておられるようです。男性でも約一割。日本の中では非常に高い割合だと思います。

日本はいろいろな意味で文明が高くなったといわれています。しかしそれは、物質文明がほとんどなのではないでしょうか。さらに深く、どのような生き方をしたらよいかというところまでは考えない。物質的生活に忙しすぎて、考える時間もないのです。

私の尊敬する内科医ウィリアム・オスラー先生は、カナダの牧師の息子として生まれ、神学校の途中から医学校に転校したという方です。私は戦後、オスラー先生の書かれた本に出会い、医師としての生き方を学びました。

先生は医学生に講演をされる際に、読むべき本として一〇冊をあげられました。自分の著《あらわ》した内科のテキストに書いてある内容は、患者の訴える問題の三分の二であって、残り三分の一はテキストには書いてないものだ、と。そして、旧新約聖書のほかギリシアの古典や、シェークスピア、モンテーニュその他合計一〇冊の本は、人間を知るためのテキストである、よき臨床医《りんしょうい》になるためには、医学以外の勉強をしなさいと語られたのです。

このように、現在生きている私たちが、いまを生きることを考える場合、過去に存在した先人が遺《のこ》した言葉を通して学ぶということが大いにあるのです。

みなさんにはそれぞれ、好きな作家、愛読書があることでしょう。しかし、誰がどんなときにその作品を書いたか。こういうことは、ある程度時間に余裕がないと調べられません。昔は「余生を暮らす」と言ったものです。しかし、余った生、余分の生などというものはありません。それはむしろ「午後の人生」といったほうがよく、人生の中でいちばん大切な時間だと私は思います。

女性飛行士の先がけであるアメリカのアン・リンドバーグ夫人は、また作家でもあり社会学者でもあります。この方の随筆『海からの贈り物』（新潮文庫、立風書房）の中に、次のような一節があります。

「私は中年になったからには、人生の後半が始まると思うから、しばらく島に行って、どうこれから生きればよいかということを考えよう」

そして彼女は一週間ばかり、昼間は海岸の砂浜で過ごし、夜は帰って机の上で毎夜浜からもって帰った違った貝殻《かいがら》を手にしながら、来し方をふり返り、将来の生き方を考えるのです。

自分はどんな貝殻に住むべきか。壮年期《そうねんき》は外へ向かって、いかに自己を顕《けん》示《じ》するかが課題だったが、五十歳という中年を迎えたいま、内なる自己を見つめて、これからは内に向かう自己と外へ向かう自己を調整するときがきた、と。彼女は五十歳を中年の入りと考えています。そしてそれが、ちょうど内なる自己を考えるタイミングの年だというのです。

残された日々、まだ行ったことのないところに行ってみよう、という計画もあるかもしれません。しかし何より大切なのは、生きることについて、これまで以上の「深さ」を求めることです。

私たちのこれまでの人生の中で、意味のある時間というのは、はたしてどのくらいあったでしょうか。社会の中で、あるいは家庭で、生きるための努力をした時間。遊んだり、楽しむために使った時間はかなりあったでしょうが、自分のことを考える一方、私ではない他者のために考える時間はどれだけあったでしょうか。そのバランスはどうなのでしょうか。

自分という器に何を入れるか

私たちが死ぬとき、あなたがもらったものの総計の重さと、あなたが捧《ささ》げたものの総計の重さのどちらが重いか、と聞かれたらどう答えますか。

六十歳まではもらったもののほうが多いでしょうね。若いときには学校に行くとか、会社の仕事が忙しいとか、子どもに手がかかるとかで、なかなか思うように時間がとれません。しかし、人生の午後になると、私たちは自分で選択できる時間が与えられます。そしてその選択をするときに、「何のために」ということを考えなくてはなりません。

いままでは、家庭のためとか、社会的な地位とか名誉《めいよ》のためだったかもしれません。しかしゴールを見定め、人生に結末をつけることを考えると、意味とか価値という事柄に重きを置くようになります。与えられた時間をどうデザインするか、それはその価値観によって決められるのです。

パウロは回心《かいしん》してから、いままでは苦しみと思えたことが、恵みと感じられるようになった。価値観の転換です。いままでにはなかったものに価値を見いだすようになるのです。そのことによって生き方、時間の用い方も違ってきます。

いまの病院での患者の最期《さいご》の医療というのは、患者さんが苦しそうにするから、催眠《さいみん》・鎮静薬《ちんせいやく》を注射する、患者は、意識のないまま死んでしまう、ということが圧倒的に多いのです。

ホスピス医学は最後まで意識があるようにして、痛みは完全にとりさる。やたらな注射はしない。精神的にも支えられ、安らかな死を迎えることができる。患者は病《やまい》からの痛さゆえにものを考えられなくなりますが、痛みや苦しみさえなくせば、人間は最後まで、「考える生きもの」でありうるのです。

人間をして最後まで人間たらしめる。これは、ホスピス医学の福音《ふくいん》です。

しかし、科学だけでは人間たらしめることはできません。科学はあくまで土でできた人間のからだを守るだけです。

私たちは朽《く》ちるからだの限界を知っています。しかし生存が許されている「いま」、自分の土の器《うつわ》に何を入れるのでしょうか。人間を人間たらしめるものは、器を満たしていく自分の心なのです。

やがて死を迎えるとき、自分は生まれてきて意味があった——と最後にいえたら、そしてその言葉を、愛するものたちやよき友と分かちあうことができれば、こんな幸いなことはないでしょう。

そのような豊かな「有終の美」を見つめつつ、私たちは確かな「いま」の歩みを続けていきたいと思います。（一九八九年八月十七日　第九回信徒の友セミナー　講演「『有終の美』を見つめつつ歩む」）

私がめざす医療

日野原　父は牧師でしたが、母が非常にからだが弱かった。いつも教会員の開業医が、往診《おうしん》してくれていました。ところが、ぼくが十歳くらいのときに、母が死にそうになったのです。このとき、この主治医がかけつけてきてくれて一命をとりとめた。こんな親切なお医者さんに息子がなってくれたら、と母は思ったようです。少なくとも、私はそのとき母の気持ちをそう推察したのですね。

なんとなくその先生にひかれて、医者になってみたいという気持ちをもつようになりました。ところが、私は文科方面のことが非常に好きだったのです。教会学校の友人たちと文集や詩集を出したりして……。ですから、関西学院からうまく三高（現・京都大学）の理科に入れたから医者になったんですが、そうでなかったらどうなっていたか（笑）。

母はよく私にいってましたよ。医者は病人のベッドサイドに行ってあげることによって、牧師以上に宣教のはたらきをすることができると。母は私にそういうことを期待していたのだと思います。

――そういう意味では、先生のいわれる全人医療、人間のからだだけを診《み》るのでなく、全人格をみる医療をしなければいけないという考え方は、ここからきているというふうにもいえますね。

日野原　人間の病気というのは、半分はたしかに肉体が病《や》むことによって起こる。しかし、あとの半分は精神からくる。この文明社会においては、とくにそうです。昔は伝染病が大部分だった。これは精神なんていってもしかたがない、細菌《さいきん》なのだから。

ところが近代人の病気というのは、精神が大きな役を演じるようになって、その結果肉体が病むという病気がふえてきた。ですから、医者にかかるという場合、患者が全部裸《はだか》になって、何もかもさらけださないと病気も解決できないわけです。ちょうど、カトリックの神父の前で信者が懺悔《ざんげ》をする。主人にも、あるいは奥さんにもいえないようなことを、医者には告白する。あるいはそのほかのさまざまな内的な悩みをね。

先日、私の外来《がいらい》に、夫婦離婚をしたあと、一人で娘さんを育てているお母さんがきました。ところがその娘が中学生になって、非行に走る。もう先生、口には出せないような言葉で私をののしるんですよ、という。

それでその女性、心身症《しんしんしょう》になってしまったのです。とにかく食事が全然食べられない。それで、あなた何か原因はないかといろいろ話していくと、離婚からはじまるのね、話は。そしてさまざまな人生の話が出てくるわけ。

つまり、私たち医者は、人の裸の姿に病気を介《かい》して入りこむことができるわけです。そうすると、その人の病気というのは、からだだけではなくて心の問題、迷いや後悔《こうかい》、失意、絶望、さまざまなことが人を不健康にしていることがわかる。

もちろん薬も使うけれども、精神的な指導やカウンセリングをすることによって、まともな状態に少しでももっていければ、その喜びというのはどれほど大きいか。

——先生は、牧師にはなられなかったけれど、やっぱり牧師の子なんですね（笑）。

日野原　私の人生の中で、医者になってから、これまでじつに多くの人の、普通には経験できないような心の深みにふれてきました。だから、私の診療生活というのは、普通の人の五、六倍の人生を経験したことになるでしょうね。そういう意味で、私は牧師にはならなかったけれど、やはりギリギリの線で生きたり、死のうとしている人に、手を貸してきたなあと思っています。

「安らぎ」を得られる場所

——いま、「死のうとしている人に」という話がありました。今日は先生がつくろうとしておられるピースハウス（安らぎの家）、ホスピスのことについてお話を伺《うかが》いたいと思います（一九九三年に神奈川県中井町井ノ口二四三四―一〇に完成をみた）。

日野原　世界で最初にホスピスをつくったのはイギリスで、一九六七年にセント・クリストファーズ・ホスピスがロンドンにできました。C・ソンダースという女医さんがつくったのです。

つまり、欧米でも一九六〇年代はガンの告知は一割で、九割はいわなかった。しかし、一九九〇年には、九割告知しています。というのは、患者にウソをいって最後まで正直でないということ自体、医学というよりは人間として問題があるのではないかということです。

私たちは正直に生きねばならないのに、なぜガンであるのに胃潰瘍《いかいよう》といわなければならないのか。医者は、自分だったら告《つ》げてほしいといっていますよ、アンケートをとると。患者にはいわないでおいて、でも俺にはいってくれと（笑）。

死を受容できるような心境ではない人に、無理矢理混乱を起こすのではない。しかし、受け入れられるように準備できる人には、私たちは本当のことを話し、そして死が近いことを告げるべきだと思います。

おそらく、日本でも二〇一〇年には九割は告知をするようになるでしょう。そうすると、最後の三ヵ月を過ごすのに、あるいはひと月を過ごすのに、当人だけ、あるいは家族だけではどうにもならなくなる場合もあると思います。

どこかに収容されて、あらゆる愛の手——ボランティアや友人や牧師、そうした人たちの愛の手がのべられねばなりません。面会は何時から何時まで、というようなことはなく、ペットを連れてきたっていい。この世を去る前に気持ちをととのえ、もう自分はここで死んでいいのだと思える場所が必要です。それがホスピスなのです。

——日本には、浜松の聖隷三方原《せいれいみかたがはら》病院にある聖隷ホスピス、そして大阪の淀川《よどがわ》キリスト教病院のホスピスの二つがいちばん早く発足したものですが、先生の考えておられるピースハウスのお考えを――。

日野原　イギリスのホスピスを見て、これだと思った。イギリスでは、訪問看護が重視されているのです。死ぬときでも、病院と家とのあいだを行ったりきたりして、少し具合がよくなると家に帰す。そして悪くなればまた病院に入る。そのうちにその日がくる。

さっきもいったように、ピースハウスでは、面会は何時から何時までというようなことはいわない。昼でも夜でもいつでもいい。ペットを連れてきてもいい。

私もイギリスのホスピスで回診《かいしん》したけれど、犬が主人のひざの上でおとなしく寝ている。犬は主人が弱くなって死にそうになるとわかるのですね。ほんとにシーンとして座っていました。規模も二〇床ばかりの小さなもので、とりあえず東京に一つこれをつくって、各県に一つずつつくらいつくりたいと思っています（ピースハウスホスピスは神奈川県に一九九三年九月に竣工《しゅんこう》）。

人はみな歴史をもった人格体

日野原　人間でいちばんみじめなときは死ぬ前です。死ぬ前の一ヵ月。元気なときには自分の好きなところに行き、好きなものを自分の側《そば》にもってくることができた。しかし、死ぬときにはもっとも愛するものまでも身近に置くことができない。そんな状態で、人間は死んでいくのです。

ところが、二十世紀のはじめにウィリアム・オスラーという有名な内科教授が五〇〇人近くの死にゆく患者を調査しましたが、全体の八二パーセントは眠るように静かに死んでいったと報告されています。

近代医学は、寿命《じゅみょう》をのばすという口実《こうじつ》のもとに、苦しむ時間だけを延長しているのではないでしょうか。だから医者は、俺にはこんなことはやってくれるなというのです。それを患者にはやっている。なぜなら、そうすることが収入にもなるわけです。ビジネスに結びついてもいるのです。

人間は必ず死ぬ。その死にゆく患者に対して、多くの医者は人間というよりも、臓器にしか関心をもっていません。手術したあとがどうなっているかを解剖《かいぼう》して見てみようとか、診断がどうだったとかがいちばんの関心事です。

一つの魂《たましい》が死んでいくとはどういうことなのでしょうか。二三五号室の肺ガン患者としてでなく、木村花子（仮名）という歴史をもった、人格体として死んでいくのです。いまの病院の医療というのは、だんだんそういうものを失いつつあるのではないでしょうか。それをホスピスは引き戻す、とり戻すという意味があるのです。

人間は、それぞれみんなくだものの実のようなものです。外側に皮があって、実があって、芯《しん》がある。この芯が死。それぞれにはそれぞれに固有の死がある。そのそれぞれの固有の死をどういうふうに完成させるかということが、生きるということなのです。

だから、われわれは死を通して生を考える。生とは何かを白紙で考えるのではなしに、必然的にやってくる死を通して、生きるということはどういうことであり、また死ぬということはどういうことであるかを考えるのです。

私は人によくこういいます。生涯《しょうがい》が本当に恵まれ、お金も地位もあって人からうらやましがられたけれど、最後の、死ぬ前のひと月間は最高にみじめな状態だったという人がある。他方、その人生の大部分は人に裏切られ、一生懸命に生きたけれども報《むく》いられることが少なかった。しかしその人の最期《さいご》はみんなに愛され感謝のうちに死んでいった人がいます。

この二つの人生があるとすれば、あなたはどちらの人生を選ぶか。幸福だった人生を選ぶか、死の前の安らかさを選ぶか。これは、本当に大事なことだと思うのです。

われわれの行くべき目標

――考えてみれば、医者というのはいろんな人の人生にふれていらっしゃると同時に、じつにいろいろな人の死に立ちあっておられる。人間の死をもっとも厳粛《げんしゅく》に味わっておられるわけですね。

日野原　人生の結論は死です。死はわれわれの終末でありゴールであり、目標です。だから、どこかに落っこちていくというようなものではない。われわれの行くべき目標なのです。

人は必ず死ぬ。「死は人間にとって、ネセサリー・エンドだ」とシェークスピアは申しましたが、たしかにそれがわかるのは多くの死に立ちあっている医者です。そのために、私は小さいときからデス・エデュケイション（死の教育）をしておくべきだといっているのです。小学生のときから、教会学校などでも、動物が死んで、植物が枯《か》れるのはどういうことか、というようなことを通して。

オスラー先生は、ある死にゆく少女を、バラの花を一本もって見舞いに行きました。その少女のベッドの傍《かたわ》らに座って、バラの花を示しながら、このバラの花が夏の終わりには枯れてしまうように、みんなに終わりがあるのだよと少女をさとします。いつまでも、バラの花のような赤い頰《ほほ》を保つということはできないのだよ、といわれたのです。

本当に心に残る往診《おうしん》の記事です。

――たしかにわれわれは、若いあいだは、死といってもちょっとピンとこないというのが現実ですね。そういう意味で、いまの若い人に最後にひとことアドバイスを。

日野原　私は病院のナースによくこういうのです。老人がいろいろ失敗したり、よごしたりするでしょう。人間はひどく老《お》いると子どものようになる。ところで幼児がおしめをぬらしたり茶碗《ちゃわん》をひっくり返しても怒らない。それは成長するからです。しかし、あなたが老人を世話するように、あなたも世話される日が必ずくるのだということを覚えておきなさい。あなたたちもそうやって世話されるのだということを覚えておきなさい、と。

われわれには、老いも死も病《やまい》も必ずくる。その姿に直面するときに、じゃわれわれの生きていることは何か、死とは何かを主体的に考えるようになるのです。

その意味で、死とか老いとかを頭の中だけで考えないで、現にいま病み、老い、死にゆく人の友となってその傍らに立つことによって、あるいは家族が死んでいった悲嘆《ひたん》の中にある人たちの中に入ることによって、自己学習することができる。自分の成長のためにも、そういう経験は非常に大切です。

人間は、自分が経験しなかったような悩みや痛みや苦しみはわからない。だけど、現実にある患者が苦しんでいる、悩んでいる。そういう人にふれることによって、自分もそういう立場から自分を見なおすことができるようになるものです。

少なくとも私の場合、医者としてそういう現実に数多くふれてきていますので、こうした情報を多くの人に伝えられます。これが私の責任だというふうに思っているわけです。

本作品は一九九一年十月、日本基督教団出版局から刊行された『病むこと　みとること』を、文庫収録にあたり改題、再編集しました。

日野原重明―1911年、山口県に生まれる。京都帝国大学医学部卒業、同大学院修了。1941年、聖路加国際病院の内科医となり、内科医長、院長を経て、聖路加国際病院理事長・名誉院長、聖路加看護大学名誉学長。90歳を越えて今なお毎日精力的に診療にあたっている。厚生労働省医師研修審議会会長、文部科学省医学視学委員・看護視学委員、国際内科学会会長、国際健診学会会長、ライフ・プランニング・センター理事長、聖ルカ・ライフサイエンス研究所理事長、全日本音楽療法連盟会長を務める。文化功労者、東京都名誉都民。
著書には『生きかた上手』(ユーリーグ)、『生きるのが楽しくなる15の習慣』『満たされる人生のつくり方〈CD・BOOK〉』(以上、講談社)、『いのちを創《つく》る』『出会いに学び、老いに成長する』(以上、講談社＋α文庫)などがある。

講談社＋α文庫 こころ上手《じょうず》に生《い》きる
―病むこと みとること 人の生から学ぶこと
日野原重明《ひのはらしげあき》

2002年10月4日第1刷発行
2011年11月18日第15刷発行
発行者―――鈴木 哲
発行所―――株式会社 講談社
東京都文京区音羽2-12-21 〒112-8001
電話 出版部(03)5395-3532
販売部(03)5395-5817
業務部(03)5395-3615
カバー写真―――稲村不二雄
デザイン―――鈴木成一デザイン室
カバー印刷―――凸版印刷株式会社
印刷―――慶昌堂印刷株式会社
製本―――株式会社国宝社

落丁本・乱丁本は購入書店名を明記のうえ、小社業務部あてにお送りください。
送料は小社負担にてお取り替えします。
なお、この本の内容についてのお問い合わせは
生活文化第三出版部あてにお願いいたします。
Printed in Japan ISBN4-06-256664-8
定価はカバーに表示してあります。

*源氏に愛された女たち　瀬戸内寂聴
愛のあり方は不変。光源氏と十七人の女性との「愛のドラマ」から女性の生き方を考える　640円　A 1-1

遠くへ行きたい　永六輔
浅草育ちで十七代目の江戸ッ子が描く、旅への憧《あこが》れと叙情。著者の原点ともいえる名著!!　660円　A 17-1

*スヌーピーのもっと気楽に❶〜❺　チャールズ・M・シュルツ　谷川俊太郎 訳
スヌーピーと仲間たちが、どんなときでも、心をほぐしてくれる! 全巻・河合隼雄解説　各583円　A 18-0

そのうち結婚する君へ　秋元康
魅力ある女性になって、素敵な恋愛と幸せな結婚をつかむヒントを、優しく教えます!!　524円　A 20-1

ようやく恋がわかり始めた　秋元康
「恋」は先が読めないから「恋」。勇気を出して第一歩を。恋愛の迷信も不安も解消する一冊　580円　A 20-2

*結婚のヒント　秋元康
自分なりの結婚適齢期を見つけ、運命の人と幸せな結婚を熱望するあなたがすべきこと!　540円　A 20-6

*恋とはあきらめないこと　秋元康
傷つくことを恐れて、恋に臆病なあなたへ! 本物の恋にめぐり逢えイイ女になれるために　600円　A 20-7

男の気持ちがわからない君へ　秋元康
男たちの本音とは? 彼の仕事や義理を理解できれば、金屏風《きんびょうぶ》の前に立たせるのも簡単!　500円　A 20-9

幸せになるにはルールがある　秋元康
誰もが見落としている、幸せの種を見つけて花を咲かせるための一定の法則がわかる本!　640円　A 20-10

君に輝いてほしいから　秋元康
生き方や恋に迷っている貴女が、自分の中の素敵な部分を引き出せるためのアドバイス!　580円　A 20-11

*印は書き下ろし・オリジナル作品

表示価格はすべて本体価格(税別)です。本体価格は変更することがあります

講談社+α文庫 Ⓐ生き方

君について行こう㊤ 女房は宇宙をめざす	向井万起男	恋女房が宇宙飛行士になった!! 別居結婚のプロと自負する夫が語る、新しい夫婦のかたち	680円	A 33-1
君について行こう㊦ 女房と宇宙飛行士たち	向井万起男	女房と宇宙はいつも刺激的!! 「宇宙飛行士」という人間は、女も男もこんなに面白い!!	740円	A 33-2
続・君について行こう 女房が宇宙を飛んだ	向井万起男	予想もしない驚きの宇宙体験! そんなことを口にした宇宙飛行士は誰一人いなかった!!	780円	A 33-3
いわさきちひろ 知られざる愛の生涯	黒柳徹子 飯沢匡	天才画家の知られざる素顔、そこには激動の戦中戦後を鮮烈に生き抜いた、苦闘の姿が!!	780円	A 37-1
*母ちひろのぬくもり	松本猛	若き日の母、アトリエの母、絵のなかの母――芸術家として生きたちひろの姿を息子が語る	680円	A 37-2
妻ちひろの素顔	松本善明	やさしさと強さを秘めた人間いわさきちひろの人生。夫が語るちひろの心、思想、人生観	640円	A 37-3
エグザイルス すべての旅は自分へとつながっている	ロバート・ハリス	世界を放浪しながら「自分」へと辿《たど》り着くまでの心の軌跡。若者がバイブルと慕う一冊!	680円	A 42-1
ワイルドサイドを歩け	ロバート・ハリス	若者に圧倒的支持を受ける著者の「人生観」。生き方の道標を追い求める人の心を動かす!	680円	A 42-2
こころの対話 25のルール	伊藤守	自分が好きになる。人に会いたくなる。コミュニケーションのちょっとしたコツを知る本	600円	A 44-1
*はい、息を吐いて。それからゆっくり考えよう	伊藤守	ごきげんに毎日を過ごせればいつだってハッピー。肩の力を抜いて幸せになる心の処方箋《しょほうせん》	590円	A 44-2

*印は書き下ろし・オリジナル作品

表示価格はすべて本体価格(税別)です。本体価格は変更することがあります

講談社+α文庫 Ⓐ生き方

こころ上手に生きる 病むこと みとること 人の生から学ぶこと
日野原重明
いのちの大家が圧倒的説得力で語る、すこやか人生の心の処方箋、難事に対する心の備え
740円 A 55-2

出会いに学び、老いに成長する
日野原重明
90歳を越えてなお、人との出会いと別れに日日学び続ける日野原医師の心豊かに生きる術
740円 A 55-3

「美人」へのレッスン
齋藤 薫
キレイなのに、キレイになれない女たちへ、今日からもっと美しくなるコツを教えます
640円 A 56-1

素敵になる52の〝気づき〟 綺麗の雑学
齋藤 薫
毎週ひとつ何かに〝気づく〟と、一年後には自分らしいキレイと生き方が見えてくる！
580円 A 56-2

コミュニケーション力が他人《ひと》の倍つく本 説得力・交渉力・提案力、50のヒント
今井登茂子
自分の気もちをうまく伝えるためには技術が必要。人付き合いの達人になる50のヒント！
680円 A 59-1

これだけは知っておきたい **社会人の基本**
今井登茂子
世の中、大事なのは常識力！ 職場で、社会で、あなたの評価が変わる社会人の基本常識
640円 A 59-2

きちんとした「日本語」の話し方
今井登茂子
知っていても正しく使えているとは限らない。好印象をもたれる話し方が自然に身につく！
590円 A 59-3

芸妓《げいこ》峰子の花いくさ ほんまの恋はいっぺんどす
岩崎峰子
美・芸・艶《えん》！ 五歳から祇園に入った、伝説的芸妓が花柳界のありのままを明かす衝撃作
780円 A 60-1

＊**今よりもっとうまくいく 幸運体質になる法**
ルネ・ヴァン・ダール・ワタナベ
運勢は変えられる！ 本当の自分を発見して幸運体質に。星が示す幸せな生き方のヒント
680円 A 64-1

高野優の育児ガチンコ宣言！
高野 優
世の中のママ誰もが感じたことのある育児の現実。本音を描く育児マンガ家初エッセイ集
580円 A 65-1

＊印は書き下ろし・オリジナル作品

表示価格はすべて本体価格(税別)です。本体価格は変更することがあります

講談社+α文庫 Ⓐ生き方

女と男、違うから深く愛し合える
柴門ふみ
男心がわかったうえで、女心に素直になる。柴門式メソッドで、あなたも恋愛エリート!!
680円 A 66-1

医師としてできること できなかったこと 川の見える病院から
細谷亮太
がんと闘う子どもたちとの日々から小児科医療の問題点まで追う、最前線の医師の随筆集
680円 A 67-1

人生を複雑にしない100の方法
イレイン・セントジェームズ 田辺希久子訳
捨てられないものの処分法にはじまり、心の荷物まで片づいてしまう、シンプルライフ術
640円 A 68-1

ちひろ美術館ものがたり
松本由理子
ちひろの病室での結婚式から全てははじまる。ちひろ美術館の表も裏も赤裸々に描いた物語
680円 A 69-1

私の「そう・うつ60年」撃退法
谷沢永一
「そう・うつ」と60年も闘いつづけた体験記。うつを怖がらず、あなどらず、明るくいこう!
780円 A 70-1

くらたまのどっちが委員会!? 世の中の小問題を考える毒舌バトル
倉田真由美
彼にするなら年上? 年下? ささいな問題にいい目を見るための大事が!! 君はどっち?
600円 A 71-1

＊**社会人心得入門**
山口 瞳
成人の日など、節目節目に、社会人としてのルールを心温く軽妙なタッチで教える金言集
540円 A 72-1

＊**人生の楽しみ見つけたり** 社会人ルール読本
山口 瞳
立派な男として毎日を過ごすため、酒席でのマナーから父親の威厳、ギャンブル道を教示
540円 A 72-2

ひとが否定されないルール 妹ソマにのこしたい世界
日木流奈
脳障害・天才少年の驚くべき感性と知性。魂に響く言葉。大反響のベストセラー文庫化!
740円 A 73-1

＊**ペーパーわんこのいるくらし**
いしかわこうじ
紙なのに、生きてるみたい! どこにでも連れていけるよ! 作れる型紙と22枚のカード
880円 A 74-1

＊印は書き下ろし・オリジナル作品

表示価格はすべて本体価格(税別)です。本体価格は変更することがあります

講談社+α文庫 Ⓕ心理・宗教

書名	著者	内容	価格	番号
魂にメスはいらない ユング心理学講義	河合隼雄 谷川俊太郎	心はなぜ病むのか、どうすれば癒《い》えるのか、死とどう向きあうか。生の根源を考える名著	800円	F I-1
昔話の深層 ユング心理学とグリム童話	河合隼雄	人間の魂、自分の心の奥には何があるのか。ユング心理学でかみくだいた、人生の処方箋	940円	F I-2
日本人とアイデンティティ	河合隼雄	いま私たちが直面している生き方や人間関係をめぐる問題を明らかにし、自己を問い直す	1000円	F I-3
あなたが子どもだったころ	河合隼雄	いじめ、登校拒否、自殺願望、虚言…誰もが弱さ、迷い、悩みをのりこえて、自分になる	880円	F I-4
明恵《みょうえ》 夢を生きる	河合隼雄	名僧明恵の『夢記《ゆめのき》』を手がかりに夢の読み方、夢と自己実現などを分析。新潮学芸賞を受賞	940円	F I-5
子どもの本を読む	河合隼雄	大人の目には映らない、心のありのままが見えてくる。心理療法家の心を捉えた12の物語	840円	F I-6
ファンタジーを読む	河合隼雄	孤独、嫉妬、悲観など、人生で遭遇する心の問題を解くカギが本書に秘められている！	854円	F I-7
「老いる」とはどういうことか	河合隼雄	老いは誰にも未知の世界。臨床心理学の第一人者が、新しい生き方を考える、画期的な書	640円	F I-8
母性社会日本の病理	河合隼雄	「大人の精神」に成熟できない、日本人の精神病理、深層心理がくっきり映しだされる！	880円	F I-9
青春の夢と遊び 内なる青春の構造	河合隼雄	なぜ不可解なことをするのか、その「心の秘密」に迫る！ 吉本ばななとの対談を収録	780円	F I-10

＊印は書き下ろし・オリジナル作品

表示価格はすべて本体価格（税別）です。本体価格は変更することがあります

講談社+α文庫 Ⓕ心理・宗教

書名	著者	内容	価格	番号
ユングと心理療法——心理療法の本㊤	河合隼雄	「たましいの医者」ユングがめざした心の手当てとは!? 生き方を考えるヒントも満載！	780円	F I-11
日本人と心理療法——心理療法の本㊦	河合隼雄	家族関係やそれぞれの人生の中で生じる心理的問題にどう対処するか、を第一人者が語る	780円	F I-12
ウソツキクラブ短信	河合隼雄 大牟田雄三	一週間に十三回以上のウソをつくことをおすすめします！ 柳田邦男氏、仰天のち絶賛！	580円	F I-13
カウンセリングを語る㊤	河合隼雄	カウンセリングに何ができるか!? 第一人者による心の問題を考えるわかりやすい入門書	840円	F I-14
カウンセリングを語る㊦	河合隼雄	心の中のことも、対人関係のことも、河合心理学で、新しい見方ができるようになる！	780円	F I-15
「子どもの目」からの発想	河合隼雄	人生に不可欠の「たましいの発見」を手助けする本！ こころが脱皮して、生まれ変わる	780円	F I-16
対話する人間	河合隼雄	人の心の限りないゆたかさ、おもしろさを再発見！ 河合心理学のエッセンスがここに！	880円	F I-17
対話で探る「新しい科学」	河合隼雄	既成のものにとらわれず、現在に鋭いメス！ 頭にも心にもみずみずしい刺激を送りこむ！	800円	F I-18
人が、ついとらわれる心の錯覚	安野光雅 河合隼雄	自由にものごとを見ると、生きることにやさしくなる。心がいきいき生まれ変わる話の本	740円	F I-19
源氏物語と日本人 紫マンダラ	河合隼雄	母性社会に生きる日本人が、自分の人生を回復させるのに欠かせない知恵が示されている	880円	F I-20

＊印は書き下ろし・オリジナル作品

表示価格はすべて本体価格(税別)です。本体価格は変更することがあります